ASSOCIATION FRANÇAISE D'UROLOGIE

TROISIÈME SESSION

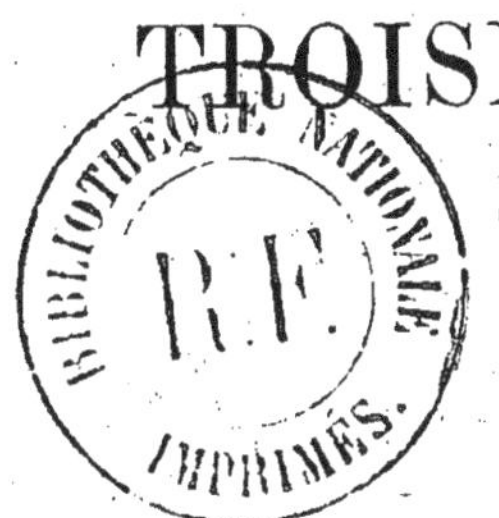

OCTOBRE 1898

DES

INFECTIONS VÉSICALES

RAPPORT ET DISCUSSION

IMPRIMERIE DAIX FRÈRES
3, PLACE SAINT-ANDRÉ, CLERMONT (OISE).

1898

DES

INFECTIONS VÉSICALES

RAPPORT PRÉSENTÉ

Par **MM. ALBARRAN, HALLÉ et LEGRAIN**

(*Extrait des Comptes-Rendus.*)

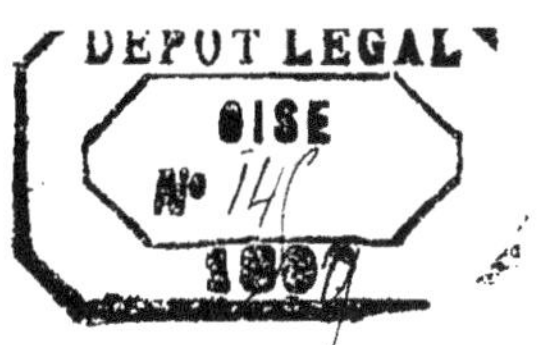

ASSOCIATION FRANÇAISE D'UROLOGIE

TROISIÈME SESSION

OCTOBRE 1898

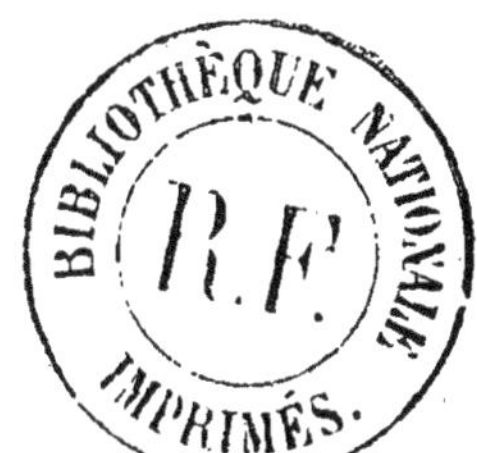

DES

INFECTIONS VÉSICALES

RAPPORT ET DISCUSSION

IMPRIMERIE DAIX FRÈRES
3, PLACE SAINT-ANDRÉ, CLERMONT (OISE).

1898

DES

INFECTIONS VÉSICALES

Rapport présenté à la 3e session de l'Association française d'Urologie.

PAR

MM. ALBARRAN, HALLÉ et LEGRAIN

AVANT-PROPOS

Le titre imposé à ce rapport prête à quelques remarques préliminaires : il est à la fois compréhensif et vague.

Au sens littéral, nous aurions à fournir ici la description complète de toutes les maladies infectieuses de la vessie, dans leur étiologie, leur sémiologie, leur anatomie pathologique et leur traitement. L'infection de l'urine vésicale, dans ses divers modes, les lésions concomitantes de la paroi à tous leurs degrés, devraient être tour à tour étudiées ; et la description devrait tout embrasser, depuis la bactériurie et la cystite suppurative, jusqu'à la tuberculose et la Bilharziose.

Un gros volume ne suffirait pas à rassembler toutes les notions acquises sur ces sujets. En outre, en étudiant la question de l'infection vésicale dans son ensemble, on s'aperçoit bien vite qu'elle est loin d'être résolue.

Nous connaissons bien, dans ses grandes lignes, le mécanisme de l'infection et ses principaux résultats. Si, au point de vue bactériologique pur, nous sommes à même d'en distinguer les divers agents, nous ne pouvons encore transporter intégralement ces notions scientifiques sur le terrain de la clinique. L'infection suppurative de la vessie, par exemple, la plus fréquente de toutes, ne peut-elle pas se présenter avec des caractères cliniques et anatomo-pathologiques presqu'identiques, sous l'action de micro-organismes pyogènes différents ?

Force nous est donc, au début de cette étude, d'en restreindre et d'en préciser les limites.

Dès l'abord, les infections vésicales par parasites animaux, spéciales, et encore peu connues, peuvent être laissées de côté. Une seule, l'infection par le Distome de Bilharz a été l'objet d'études approfondies : il est possible que l'avenir développe ce chapitre.

Parmi les infections vésicales proprement dites, ou de nature microbienne, il en est une qui se distingue nettement : c'est l'infection par le bacille de Koch. Elle s'éloigne trop des autres par son étiologie, ses lésions, et sa thérapeutique pour rester confondue avec elles. A elle seule elle mériterait une étude spéciale, que nous ne chercherons pas à entreprendre ; nous ne traiterons ici de la tuberculose vésicale qu'incidemment, et pour signaler les points communs d'étiologie et de pathogénie générale qui la rapprochent des autres infections de la vessie.

Reste le groupe, encore confus, des infections banales, capables de produire soit la seule altération de l'urine, soit ces lésions réactionnelles plus ou moins profondes de la paroi, dont la suppuration est la plus commune.

Incapables encore, actuellement, d'en décrire des types nettement distincts, à la fois par leur agent pathogène, leurs symptômes et leurs lésions, nous nous bornerons à les envisager dans leur ensemble, cherchant à grouper sous chacun des chefs, étiologie, pathogénie et anatomie pathologique, les notions générales communes à toutes les variétés d'infection vésicale. Le diagnostic, le pronostic, le traitement ne prêtent qu'à de très brèves considérations générales.

L'étiologie et la pathogénie des infections vésicales, encore controversées, nous paraissent particulièrement visées par le titre de ce rapport. Nous leur donnerons donc un développement prépondérant.

Définir les divers agents de l'infection vésicale par leurs caractères morphologiques et leurs propriétés pathogènes ; fixer leur fréquence relative ; montrer quelle est leur origine, par quelles voies ils pénètrent dans la vessie : par quels mécanismes ils altèrent l'urine et les parois vésicales, tel sera surtout notre objectif.

De ce point de vue déjà restreint, la question des infections vésicales n'apparaît pas encore nettement limitée. Elle se rattache, de toutes parts, à la question plus générale de l'infection urinaire. Si l'infection vésicale peut s'observer à l'état isolé, le plus souvent, elle s'accompagne des infections uréthrales ou uretéro-rénales, qui peuvent la précéder ou la suivre, la provoquer ou la compliquer. On ne peut l'oublier, sans donner à l'infection vésicale une sorte de personnalité schématique, qui ne répond pas aux faits cliniques.

Ainsi définie, la question des infections vésicales reste complexe.

A l'origine, la pathogénie semblait ici fort simple : le microbe, pénétrant dans la vessie, y détermine la cystite : infection et cystite semblent presque synonymes.

Depuis, l'observation a montré que les effets de l'infection ne sont pas univoques. La pénétration du microbe dans la vessie n'est pas suivie toujours des mêmes résultats.

Il est des cas d'abord où l'inoculation microbienne reste sans effets.

Il en est d'autres, où le contenu vésical, l'urine seule, s'infecte. Le microbe y cultive, modifie ses caractères physiques et chimiques. Mais la paroi elle-même n'est point attaquée, et ne montre aucune lésion inflammatoire réactionnelle de quelque importance.

C'est la *bactériurie*, infection de l'urine sans lésions pariétales; et ce mode d'infection, assez fréquent, encore trop souvent confondu avec les autres, mérite d'être étudié à part.

Le plus souvent, l'infection du contenu vésical s'accompagne de lésions inflammatoires de la paroi. C'est la *cystite* type de l'infection vésicale complète. Infiniment variables dans leurs agents pathogènes, leurs caractères anatomopathologiques et cliniques, les cystites forment un groupe complexe, encore difficile à diviser par une classification rationnelle.

Enfin, dans un dernier ordre de faits, l'infection vésicale débute par la paroi même. Cette infection pariétale primitive, rare d'ailleurs, est généralement suivie à bref délai par l'infection de l'urine et de toute la muqueuse. La cystite est constituée. Cependant, pour la tuberculose du moins, des lésions infectieuses notables de la paroi peuvent s'installer et évoluer sans déterminer l'infection de l'urine, et la cystite.

Ce serait exagérer l'importance de cette division que de la prendre pour base de classification. Bactériurie et cystite se confondent par leur étiologie ; elles peuvent dans le cours d'une évolution morbide se succéder et se combiner ; leurs limites sont incertaines.

Elles devaient être distinguées, cependant, dès le début de ce travail, pour bien marquer la diversité des modes de l'infection vésicale.

CHAPITRE Ier.

HISTORIQUE.

L'exposé historique est nécessaire dans une question encore à l'étude et déjà fort chargée de faits. En suivant pas à pas, dans la série chronologique des travaux, l'évolution des idées, nous verrons se dégager et s'établir les notions générales essentielles, bases de cette étude.

Aux premières périodes surtout, l'histoire des infections vésicales se confond avec l'histoire de l'infection urinaire en général. Très bref sur ce sujet, notre historique s'attachera surtout à l'analyse des travaux récents plus spécialement affectés à l'étude des infections vésicales.

La doctrine actuelle de l'infection urinaire se rattache, dans le passé, à une notion bien ancienne, celle de la nocivité de l'urine.

« L'urine, disait Velpeau, est un des liquides les plus dangereux de l'économie. » Elle acquiert parfois, avait-on remarqué, des propriétés particulièrement nuisibles, détermine l'inflammation de ses réservoirs, la gangrène des tissus ou elle s'infiltre, l'empoisonnement de l'organisme qui l'absorbe.

Pourquoi l'urine, inoffensive dans certains cas, devient-elle nuisible dans d'autres ? Quel agent nocif, inconnu, peut éventuellement s'y rencontrer, qui lui communique ces propriétés pathogènes ?

Jusqu'à l'avènement de la doctrine microbienne, les circonstances étiologiques banales : diathèses, congestion, rétention, traumatismes, causes secondes, sont seules accusées de produire la cystite. La cause première, l'agent pathogène, reste ignoré.

Avec Pasteur (1), dès 1859, la vérité se dessine. Il démontre que la transformation ammoniacale de l'urine, in vitro, est due à un ferment aérien organisé. La fermentation ammoniacale pathologique qui se produit dans la vessie doit avoir la même cause, et relever, elle aussi, de l'action d'un ferment aérien accidentellement introduit dans l'appareil urinaire. C'est le point de départ de toute la doctrine de l'infection urinaire.

(1) Pasteur. — Mémoire sur les générations spontanées. *Annales de chimie et de physique*, 1859.

Pasteur (1) d'ailleurs, avec une géniale prescience, la formule en quelques mots, dès 1874, à l'occasion des recherches de Gosselin et Robin sur les urines ammoniacales : « On peut se demander, dit-il, à l'Académie des sciences, si les empoisonnements d'animaux par l'introduction d'urines ammoniacales, ne rentreraient pas dans les faits de septicémie, par le développement de quelques ferments. » Et il indique la nécessité de la stérilisation des instruments du cathétérisme, qui peuvent être les véhicules des ferments de l'air vers la vessie.

Malgré les observations de Traube, l'adhésion de Niemeyer, de Neubauer et Vogel, les constatations de Cohn et de Klebs, la théorie de Pasteur sur la nature de la fermentation ammoniacale, et sur son rôle pathologique, fut longuement discutée.

Pourtant, de 1874 à 1885, la doctrine de l'ammoniurie microbienne, se développe, et s'étaie de preuves cliniques et expérimentales. Elle est exposée et défendue en 1883 dans la thèse de Guiard (2). En 1885, Lépine et Roux (3), les premiers, réalisent la cystite expérimentale chez l'animal par l'injection vésicale du micrococque de l'urée, suivie de ligature. L'ammoniurie pathologique détient à cette époque toute l'attention des observateurs ; elle est le plus palpable, le seul connu des résultats de l'infection. Il semble alors qu'ammoniurie soit synonyme d'infection vésicale.

Mais la science bactériologique se construit et se précise, avec sa technique rigoureuse d'analyse et d'expérimentation. Les premières recherches méthodiques, poursuivies sur les urines pathologiques, établissent aisément que le ferment de Pasteur, la torulacée de Van Tieghem, n'est pas habituellement et seul en cause.

(1) Pasteur.— Comptes-rendus Acad. Sciences, T. LXXVIII, p. 47 et 48 — et *Bull. Acad. Medec.*, 1874 et 1875.

(2) Guiard. — Etudes clin. et exp. sur la transformation ammoniacale des urines (ammoniurie.) Th. Paris, 1883.

(3) Lépine et Roux. — Comptes-rendus Acad. Sciences, 1885, p. 448.

Des espèces microbiennes multiples, ammoniogènes ou non, peuvent infecter l'urine vésicale.

Dès 1879, Bouchard (1) signale une bactérie urinaire.

En 1886 Bumm (2) puis Michaelis (3) isolent un microcoque, en cultivant sur plaques, des urines de cystites, consécutives au cathétérisme.

En 1887, Clado (4) isole, cultive et décrit une bactérie septique de la vessie, dont il démontre les propriétés pathogènes par l'expérimentation.

En 1888, Albarran et Hallé (5) constatent la présence de cette même bactérie dans le plus grand nombre des urines purulentes acides ; dans le pus des abcès urineux et des abcès rénaux ; dans le sang et les viscères des sujets morts de fièvre urineuse.

Ils reproduisent expérimentalement sur l'animal, avec la culture de cette bactérie, toutes les lésions humaines, et lui donnent le nom de bactérie pyogène, pour mettre en évidence sa propriété pathogène la plus saillante. Leur travail établit par un ensemble de faits d'observation, et de preuves expérimentales, la doctrine générale de l'infection urinaire.

Dans trois cas de cystite simple sans lésions rénales, spontanée ou consécutive à des cathétérismes, ces auteurs trouvent dans l'urine la bactérie pyogène à l'état de pureté. L'injection de la culture sans ligature n'est suivie d'aucun résultat ; après ligature temporaire de la verge, elle provoque une cystite intense.

L'année suivante (1889) Rovsing (6) publie un important

(1) Bouchard. — Leç. sur les mal. par ral. de la nutrition ; et in Thèse Guiard, p. 99 — 104.

(2) Bumm. — Die Ætiologie der puerperalen Blasenkatarrhs. Congres f. Gynaek. Munich, 1886.

(3) Michaelis. — *Deutsche med. Woch.*, 1886, p. 492.

(4) Clado. — Etude sur une bactérie septique de la vessie. Th. Paris, 1887.

(5) Albarran et Hallé. — Note sur une bact. pyog. et sur son rôle dans l'Infection urinaire. *Bull. Acad. Med.*, 21 août 1888.

(6) Rovsing. — Die Blasenentzundungen. Traduit du danois, 1890.

travail sur l'étiologie, la pathogénie et le traitement des cystites. Dans l'historique, les travaux relatifs à la fermentation ammoniacale sont longuement analysés et discutés. Rovsing donne ensuite les résultats de l'analyse bactériologique des urines, dans 29 cas de cystite. Il a réussi à isoler 12 espèces microbiennes, dont 8 inconnues jusqu'alors. A part le bacille de Koch, rencontré 3 fois à l'état de pureté dans les urines acides, Rovsing n'a isolé dans 26 cas que des micrococques, diplocoques, staphylocoques, streptocoques, et un cocco-bacille, organismes pyogènes ou non pyogènes, tous ferments de l'urée. Dans 25 cas, l'urine était ammoniacale, neutre une fois. Par l'expérimentation, l'auteur établit que les différentes espèces microbiennes isolées par lui sont capables de produire la cystite chez l'animal par injection suivie de rétention temporaire : cystite d'intensité variable suivant le pouvoir pyogène ou non pyogène du microbe, toujours ammoniacale.

L'étude pathogénique forme le plus important chapitre de l'ouvrage : nous aurons à l'analyser longuement plus loin.

D'après l'ensemble des faits d'observation et d'expérience, Rosving classe les cystites en catarrhales et suppurées.

La cystite catarrhale ammoniacale résulte de l'action des microbes ammoniogènes non pyogènes.

La cystite suppurative se divise en :

Ammoniacale, causée par les microbes à la fois ammoniogènes et pyogènes.

Et acide, due au bacille de Koch.

Sous l'influence des idées alors régnantes, l'auteur accordant une importance prépondérante à l'ammoniurie, limite son étude aux cystites ammoniacales, négligeant les urines purulentes microbiennes acides. Sa conception pathogénique et sa classification en sont restées incomplètes.

Krogius (1) en 1890, étudiant l'urine dans 10 cas de cystite, rencontre et isole 3 fois un bacille liquéfiant, ferment

(1) Krogius. — Note sur un bacille pathogène trouvé dans les urines pathologiques. *Soc. Biol.*, 25 juillet 1890.

énergique de l'urée, très pathogène pour les animaux par lui-même et par ses toxines, et qu'il nomme urobacillus liquefaciens septicus.

Le même organisme est retrouvé, tout aussitôt par Schnitzler (1) ; tandis que Lundstroem (2) isole et décrit deux espèces de microcoques ammoniogènes.

L'année suivante, Morelle (3) donne les résultats de l'étude bactériologique de 17 cas de cystite : il trouve 2 fois le staphylocoque doré ; 5 fois le streptocoque pyogène, 1 fois un bacille liquéfiant, 2 fois le bacille de Koch, et 13 fois dont 6 à l'état de pureté dans l'urine purulente acide, un bacille non liquéfiant qu'il reconnaît pour la bactérie septique de Clado, pour la bactérie pyogène d'Albarran et Hallé, et qu'il identifie au bactérium lactis aerogenes d'Escherich.

La même année, presque simultanément, Achard et Renault (4), Krogius, (5) Reblaub (6) établissent définitivement l'identité du bacille urinaire non liquéfiant avec le Bacterium coli d'Escherich.

Dès lors, les travaux sur la cystite et l'infection urinaire abondent. En 1892 seulement paraissent ceux de Denys, Krogius, Reblaub, Barlow, Schnitzler.

Denys (7) rapporte 25 cas de cystite : 17 fois il trouve dans l'urine le bacille non liquéfiant, 15 fois à l'état pur dans l'urine acide : 3 fois le staphylocoque pyogène doré ; 3 fois le streptocoque pyogène, 2 fois le bacille de Koch.

Reblaub (8) analysant 16 cas de cystite non tubercu-

(1) Lundstroem. — On urinamnets sönderdelning genom mikrober samt om dessas forhallande til cystitis, Helsingfors 1891.

(2) Schnitzler. — Zur œtiol. der acut. cystitis. *Centralbl. f. Bact.* 1890.

(3) Morelle. — Etude bact. sur les cystites. La Cellule, 1891.

(4) Achard et Renault. — *Soc. biol.*, 22 déc. 1891.

(5) Krogius. — Ibid.

(6) Reblaub. — *Soc. biol.*, 29 déc. 1891.

(7 Denys. — Etude sur l'Inf. urin. *Bull. Acad. de Méd. de Belgique*, T. VI, n° 1, p. 114, 1892.

(8) Reblaub. — Des cystites non tuberculeuses chez la femme. Th. Paris, 1892.

leuse chez la femme, isole 6 fois le bactérium coli ; 4 fois le staphylocoque pyogène blanc ; 2 fois l'urobacillus liquefaciens, et 4 autres formes microbiennes de moindre importance. Par l'injection de culture dans la vessie, suivie de ligature, il provoque, avec tous ces microorganismes, chez le lapin, une cystite d'intensité variable.

Krogius (1), dans un travail d'ensemble, confirme l'importance du bactérium coli dans la pathogénie des infections vésicales, et les vues générales d'Albarran et Hallé sur l'infection urinaire.

Dans 22 cas de cystite ou de bactériurie, dont plusieurs il est vrai compliqués de pyélonéphrite, il rencontre 16 fois dont 14 à l'état de pureté, le bactérium coli ; une fois l'urobacillus liquefaciens qu'il identifie au Proteus de Hauser ; 2 fois le staphylocoque doré, 2 fois le gonocoque de Neisser ; 2 fois le microcoque de Lundstroem.

Dans deux expériences d'injection vésicale suivie de ligature, Krogius obtient avec le bactérium coli une cystite suppurée passagère, spontanément curable.

Dans 3 cas, l'injection du Proteus, suivie de ligature, détermine une cystite ammoniacale intense.

La même expérience répétée avec le staphylocoque doré et le staphylocoque de Lundstroem est suivie d'une cystite ammoniacale passagère.

Barlow (2), dans sa Thèse sur l'étiologie de la cystite, analyse 9 cas, et rencontre 5 fois le coli-bacille, 2 fois le gonocoque à l'état de pureté, 1 fois les staphylocoques pyogènes, blanc et doré.

Expérimentant sur l'animal, Barlow, en employant des doses massives de culture du coli-bacille, réussit constamment, dans 11 cas, à produire par injection simple sans ligature, une cystite légère, passagère, spontanément curable, bien prouvée par les lésions épithéliales et sous-épi-

(1) Krogius. — Rech. bact. sur l'Inf. urin. Helsingfors, 1892.

(2) Barlow. — Beitr. z. Aet. Prophyl. und. Ther. der Cystitis. *Prag.*, 1892.

théliales de la muqueuse. Les lésions sont plus intenses quand la rétention vient s'ajouter à l'inoculation septique. Cystite ammoniacale légère avec les staphylocoques.

Les deux conclusions essentielles de l'auteur sont ainsi formulées :

Les microorganismes pathogènes sont capables de produire, par leur action propre, l'inflammation de la vessie, sans l'intervention nécessaire des causes adjuvantes : celles-ci rendent l'infection plus efficace.

La fermentation ammoniacale de l'urine n'est pas nécessaire au développement de la cystite.

Heim (1) décrit dans l'urine acide d'une cystite un bacille non liquéfiant, qui se colore par la méthode de Gram et décompose l'urine ; différant donc du coli-bacille par ces deux caractères.

Schnitzler (2) fait l'étude bactériologique de 25 cystites de causes diverses. Dans 15 cas il ne trouve qu'une seule espèce microbienne. Dans les 10 autres, deux ou trois espèces associées. Dans 16 cas, l'urine lui fournit la culture du bacille liquéfiant ou Proteus de Hauser, dont 9 fois à l'état pur. Négligeant les autres organismes, microcoques ou bacilles qu'il a rencontrés en outre, il s'attache au Proteus, dont il donne une bonne étude morphologique et expérimentale. Après Krogius, il insiste sur le pouvoir infectieux et toxique grave de cet organisme.

Il montre que l'injection simple dans la vessie d'une culture de Proteus, sans ligature consécutive, détermine une cystite intense, la plupart du temps suivie de mort par infection générale. Avec ligature, les lésions, plus graves et plus profondes, vont jusqu'à la gangrène.

De 1893, jusqu'à ce jour, la bibliographie des infections vésicales s'est considérablement enrichie. Mentionnons tout d'abord une série de travaux d'importance secondaire, ba-

(1) Heim. — Ein backterienfund in sauren Harn. *Sitzungber. der Wurzburg. phys. und med. Gesellschaft.*, 18 mars 1892.

(2) Schnitzler. — Zur Œtiol. der Cystitis. *Wien.*, 1892.

sés sur des faits isolés ou spéciaux, et que nous ne pouvons analyser en détail.

Wreden (1), Haushalter (2), Escherich et Trumpp (3), Finkelstein (4), Hutinel (5), Romme (6), Gilbert et Grenet (7), rapportent des cas de cystite coli-bacillaire primitive, observés surtout chez l'enfant. Ces observations confirment le rôle pathogène du bactérium coli, et montrent que cet hôte normal de l'intestin peut pénétrer dans la vessie par des voies détournées, en dehors de toute maladie de l'appareil urinaire. Macaigne (8) et Roux (9) insistent sur le rôle du coli-bacille dans les infections urinaires. Reymond (10) étudie expérimentalement le passage du microbe à travers les parois vésicales.

D'autres microorganismes pathogènes déjà connus sont retrouvés dans les urines purulentes, et signalés comme agents exceptionnels des infections vésicales : le pneumocoque (Bastianelli) (11); le diplo-bacille de Friedländer (Montt Savedro) (12) ; le bacille typhique.

Wertheim (13) et Lindholm (14) insistent sur le rôle du

(1) Wreden. — Zur œt. der Cysitis. *Centralbl. f. Chir.*, 1893, p. 577.

(2) Haushalter. — Cystite à coli-bac. dans le cours d'une vulv.-vag. *Rev. med. Est.*, 1896, p. 171.

(3) Escherich et Trumpp. — Ueber Colicyst. im Kindesalter. *Münch med. Woch.*, 1896, n° 42.

(4) Finkelstein. — Ueber Cyst. in Sauglingsalter. *Jahrb. f. Kinderheilk.*, 1896, p. 118.

(5) Hutinel. — Cyst. coli bac. chez les enfants. *Presse med.*, 1896, p. 675.

(6) Romme.— Cyst. coli-bac. chez les enfants. *Trib. méd.*, 1896, p. 85.

(7) Gilbert et Grenet. — Cyst. prim. à coli-bac. *Soc. Biol.*, 1896, p. 980.

(8) Macaigne. — *Arch. gén. méd.*, nov. 1896.

(9) Roux. — Le coli-bac. dans les voies urin. *Méd. mod.*, 1896.

(10) Reymond. — Des cyst. cons. à une inf. de la vessie à travers les parois. *Ann. gén.-urin.*, avril et mai 1893.

(11) Bastianelli. — Il diploc. Frænkel quale causa di cyst. pur. *Bull. Soc. Lancis. di osp. di Roma*, 1895, p. 95.

(12) Montt Savedro. — *Centralb. f. Bak.*, 1896, p. 171.

(13) Wertheim. — *Zeitsch. f. Geb. und Gyn.*, 1891, p. 1.

(14) Lindholm. — Sur un cas de cystite gonococcique. Analysé in *Ann. gén. urin.*, 1898, p. 735.

gonocoque comme agent de l'infection vésicale, et confirment les observations encore rares de Krogius, Barlow, sur la cystite gonococcique.

Du Mesnil de Rochemont (1) publie en 1896 un important mémoire sur la pathogénie des cystites, basé sur l'étude de 25 cas.

Il isole 14 espèces microbiennes, à l'état de pureté dans 20 cas, associées 2 à 2, ou 3 à 3 dans les autres. Parmi ces espèces, 9 sont facultativement aérobies et anaérobies. (7 bactéries, 2 microcoques) ; 5 sont aérobies obligatoires (tous microcoques).

Ses recherches expérimentales lui ont montré que toutes ces espèces, aérobies ou anaérobies, ferments ou non ferments de l'urée, sont incapables de produire la cystite par simple injection vésicale. Toutes la provoquent par injection et ligature.

En omettant d'identifier ces 14 espèces avec les agents déjà décrits et nommés des infections vésicales, l'auteur prive son travail d'une grande part d'intérêt.

Trois ouvrages d'ensemble, récents, échelonnés de 1893 à 1898, ceux de Bastianelli, Melchior, et Rovsing, méritent enfin une analyse plus étendue.

Bastianelli (2) fait l'étude bactériologique des urines dans 37 cas d'infection urinaire, cystites simples ou compliquées d'infection urinaire.

Voici ses résultats numériques :

Bacilles du groupe du coli..	21 fois	11 pur	10 associés.
(Il y fait rentrer le bacille d'Eberth trouvé 2 fois).			
Proteus................	7 fois	1 pur	6 associé.
Staphylocoques pyogènes.	10 —	6 —	4 —
Streptocoque pyogène....	4 —	1 —	3 —
Diplocoque de Fränkel...	3 —	3 —	

(1) Du Mesnil de Rochemont. — Zur. Path. der Blasenentz, 1896.

(2) Bastianelli. — Studio etiol. sulle Infez. delle vie urin. *Roma*, 1895.

Diplocoque intestinal non liq..................	2 fois		
Diplocoque intestinal liq..	2 —		
Gonocoque.............	3 —	2 pur	1 associé.
Bacille tuberculeux......	2 —	pur.	

De nombreuses inoculations vésicales, avec plusieurs de ces microbes, lui ont donné les résultats suivants :

Avec le bactérium coli, trois injections sans ligature restent sans résultat ; 5 injections suivies d'une ligature de 24 heures sont suivies de cystite, d'intensité variable, parfois mortelle.

Avec le Proteus, l'injection sans ligature (5 cas) détermine quelquefois une cystite passagère. Après ligature, cystite intense gangréneuse, presque toujours suivie de mort rapide par infection générale.

Avec l'aureus, pas de cystite sans ligature : cystite intense, profonde, phlegmoneuse après ligature.

Cystite passagère avec le diplocoque non liquéfiant par injection et ligature.

L'étude anatomo-pathologique des lésions vésicales expérimentales est particulièrement intéressante dans ce travail.

Melchior (1) dans son livre « Cystite et infection urinaire », publié en danois en 1893, traduit en français en 1895, en allemand en 1897, donne l'étude bactériologique de 35 cas d'infection urinaire, bactériuries, cystites simples ou compliquées: 25 fois l'urine microbienne était acide, 10 fois ammoniacale.

Voici le tableau numérique des microorganismes isolés dans ces 35 cas :

Bacterium coli...........	24 fois	17 pur
Streptocoque pyog.......	4 »	3 »
Proteus.................	4 »	1 »
Bacillle tuberculeux......	3 »	2 »

(1) Melchior. — Cystite et infection urinaire. Paris, 1895.

Diplococcus ureœ liquef...	3 fois	2 pur
Staphyl. ureœ liquef......	3 »	1 »
Streptobacillus anthracoïdes	3 »	0 »
Gonocoque...............	1 »	1 »
Bacille typhique..........	1 »	1 »

Le bactérium coli, injecté dans la vessie, sans ligature, ne provoque pas la cystite. Si, à l'injection, s'ajoutent des causes adjuvantes diverses, rétention, contusion, cautérisation, refroidissement, brûlure, corps étrangers, la cystite apparaît.

Avec les autres espèces microbiennes, la cystite est produite par injection et ligature ; le Proteus la détermine par injection simple, sans rétention.

Avec une bonne description du bactérium coli, l'ouvrage de Melchior contient une importante étude pathogénique sur laquelle nous aurons à revenir.

Cette année même, dans un article de polémique, Melchior (1) est amené incidemment à donner brièvement les résultats de l'analyse bactériologique de 37 nouveaux cas étudiés depuis 1893. Cette statistique présente quelques différences numériques avec la première : 22 urines acides, 15 ammoniacales fournissent les microbes suivants :

Bacterium coli....	13	dont	12 pur.
Diplococcus ureœ liq........	11	—	9 »
Proteus....................	6	—	3 »
Staphylococcus aureus......	4	—	3 »

Gonocoque, Streptobacillus anthracoïdes, Bacille de Koch, chacun 1 cas.

Dans un volumineux mémoire tout récent Rovsing (2) apporte les résultats de ses observations sur les maladies infectieuses des voies urinaires depuis son premier travail de 1889.

(1) Melchior. — *Ann. gén. urin.*, avril 1894, p. 303.

(2) Rovsing. — Etudes clin. et exp. sur les aff. inf. des voies urin. *Ann. gén. urin.*. sept. 1897 à mars 1898.

126 observations sont ainsi classées :

22 cas de bactériurie dont 10 avec globules de pus, ou le bactérium coli se trouve seul à l'état de pureté.

21 cas de pyélite sans cystite dont 19 coli-bacillaires purs ; 2 ou le coli est associé à des microcoques.

11 cas de pyélite compliquée de cystite avec urines ammoniacales, où se trouvent presqu'exclusivement les staphylocoques et streptocoques ; 3 fois des bacilles liquéfiants ; 1 fois le coli associé.

3 cas de pyélite compliqués de cystite, à urine acide, ou se rencontrent 2 fois le bacille de Koch, 1 fois le bacille d'Eberth.

6 cas de cystite catarrhale ammoniacale causée par les staphylocoques et diplocoques.

13 cas de cystite suppurée ammoniacale ou le bactérium coli est associé aux microbes ammoniogènes.

37 cas de cystite suppurée ammoniacale, presque tous à microcoques ; 7 seulement avec bacilles ammoniogènes.

13 cas de cystite suppurée acide : 3 tuberculeuses, 4 à gonocoques, 2 à streptocoque pyogène, 1 à diplocoque doré, 3 à coli-bacille.

Bien que ces résultats soient notablement différents de ceux de son premier travail, Rovsing soutient ses vues anciennes sur la pathogénie des cystites, et sa classification. Le bactérium coli, qu'il a cette fois souvent rencontré, produit surtout la bactériurie, la pyélite suppurée simple, exceptionnellement la cystite.

Tous les auteurs qui, avant lui, ont attribué à cet organisme une importance numérique prépondérante parmi les agents des infections vésicales, se sont trompés : ils ont méconnu ou négligé les autres espèces microbiennes que masque souvent la culture abondante du bactérium coli.

Dans quelques expériences d'injection vésicale suivie de ligature, Rovsing n'obtient avec le coli-bacille de diverse provenance, qu'une cystite très légère, passagère, rapidement et spontanément curable.

Les critiques déjà adressées à ce travail par Melchior, et Albarran et Hallé, forcent à une certaine réserve. Elles montrent du moins qu'on ne peut admettre, sans examen, toutes les conclusions si personnelles de Rovsing.

CHAPITRE II.

AGENTS DES INFECTIONS VÉSICALES.

Cet exposé, forcément aride, des documents historiques, nous permet du moins de dresser la liste des agents des infections vésicales : de les classer d'après leur fréquence et leur importance.

Un microbe, pour être rangé parmi les agents des infections vésicales, doit satisfaire aux deux conditions suivantes, exigibles de tous les organismes pathogènes :

Le micro-organisme doit avoir été rencontré à l'état de pureté dans l'urine infectée, quand l'infection est localisée à la vessie.

L'injection de la culture pure, doit reproduire l'une des formes de l'infection vésicale ; secondée du moins par une des causes adjuvantes, dont l'action, bien reconnue en pathologie humaine, crée la réceptivité.

Après cette restriction nécessaire, l'étude des travaux précédents donne cette première conclusion évidente :

Les agents des infections vésicales sont multiples : il n'y a point ici d'infection spécifique.

Il y a, non pas une infection vésicale, mais des infections vésicales, produites par des organismes différents.

Quels sont-ils ? Quelles sont leur fréquence et leur importance relative ?

La réponse semble difficile au premier abord, tant les résultats numériques des divers auteurs sont différents, tant les espèces signalées sont nombreuses.

Un travail préliminaire d'analyse est nécessaire pour dégager de cette apparente confusion, les conclusions que nous cherchons.

Les travaux publiés sur l'infection vésicale n'ont pas tous, pour la solution de la question pendante, une égale valeur.

Dès l'abord, les travaux antérieurs à la période bactériologique moderne, doivent être laissés ici de côté ; l'imperfection de la technique, l'incertitude de la nomenclature les rendent peu comparables entre eux, et aux travaux récents.

Parmi les recherches modernes, nous devons éliminer toutes celles qui sont consacrées exclusivement, ou trop particulièrement, à l'étude d'une seule espèce microbienne : ainsi le travail d'Albarran et Hallé, sur la bactérie pyogène, celui de Schnitzler sur le Proteus, celui de Trumpp sur les cystites colibacillaires de l'enfant, et d'autres encore. Leurs résultats numériques ne pourraient que fausser une statistique.

Pour déterminer la fréquence relative des agents de l'infection vésicale, nous devons utiliser seulement les travaux d'ensemble ; ceux qui nous donnent l'analyse bactériologique d'une série de cas, fournis en un temps donné par la pratique hospitalière et urbaine, étudiés intégralement et sans choix.

Les travaux de Rovsing, Krogius, Morelle, Denys, Reblaub, Barlow, Melchior, Bastianelli sont faits dans cet esprit. Ce sont eux qui nous fourniront nos documents.

Les conclusions de ces auteurs apparaissent, au premier examen, notablement différentes.

Les raisons de ces divergences sont faciles à saisir. L'infection vésicale, nullement spécifique, banale au contraire, relève de microorganismes multiples et divers. L'étude d'une série d'urines infectées ne peut donc fournir, nécessairement, toujours et partout, des résultats identiques.

Les différences entre les matériaux d'étude sont une première cause de divergence. Tel observe à l'hôpital, dans un service spécial réservé aux urinaires. Tel autre rassemble, à l'hôpital ou en ville, des cas isolés d'infection vésicale chez des sujets antérieurement indemnes de tout passé urinaire. L'infection accidentelle, passagère et simple, consécutive à un cathétérisme est-elle exactement comparable à l'infection ancienne d'un rétréci ou d'un prostatique, soumis depuis longtemps à l'introduction des instruments? A la cystite spontanée d'un blennorrhagique ; à celle d'un enfant atteint de troubles intestinaux ?

Dans le même ordre d'idées, il est permis de penser que la flore bactérienne infectieuse, peut varier suivant les conditions variables de milieu, de climat, de terrain et de race. Les microbes des infections banales sont-ils nécessairement les mêmes, avec des propriétés identiques, dans un climat tempéré, dans un climat froid ou tropical ? Certaines races ne présentent-elles pas, vis-à-vis d'espèces microbiennes connues une résistance qui va presque jusqu'à l'immunité ? Ne peut-il se créer sur des terrains spéciaux, dans un service hospitalier d'urinaires, par exemple, un milieu infectieux spécial, dans lequel une ou plusieurs espèces microbiennes prédominent, subissant, sous les influences extérieures, des poussées de pullulation et de recrudescence qui créent de petites épidémies infectieuses passagères, auxquelles peuvent succéder des périodes d'atténuation et d'immunité relatives ? Ce ne sont qu'hypothèses, mais hypothèses admissibles, pensons-nous, dans l'état actuel de nos connaissances, quand il s'agit d'infection banale et variable, comme l'infection vésicale.

Après ces causes de divergence, tenant aux matériaux d'étude, il faut en signaler d'autres tenant à l'observateur lui-même.

Les différences individuelles, dans les méthodes d'analyse et de culture, autrefois notables, ne doivent plus guère entrer ici en ligne de compte. Une technique classique et précise donne à tous, aujourd'hui, des résultats comparables.

L'incertitude, fréquente ici, du diagnostic clinique, est

un élément notable de variabilité. L'étude devrait être strictement limitée aux cas où la vessie est seule infectée ; or, il est souvent difficile d'affirmer que l'urètre, que les uretères et les reins ne participent pas à l'infection. Dans un même cas, nous voyons la complication de pyélo-néphrite admise par un auteur, rejetée par un autre.

Enfin, les idées préconçues, l'idée directrice de l'observateur, peuvent faire varier notablement les résultats de l'observation. Chacun s'attache particulièrement aux faits qui l'ont frappé, et les étudie au détriment des autres. Bien peu d'observateurs de faits nouveaux échappent à ce choix inconscient des cas, et aux erreurs qu'il entraîne.

Ces restrictions préalables nous permettent de penser que les résultats aujourd'hui acquis sur les agents de l'infection vésicale, et leur fréquence respective, n'ont qu'une certitude relative. Ajoutons qu'ils ne sont probablement pas définitifs ; on peut prévoir que de nouvelles recherches, plus étendues, portant sur des matériaux choisis avec discernement, dans un milieu bien défini, à l'abri d'un diagnostic plus sûr, utilisant des méthodes nouvelles de culture, donneront des résultats différents et plus certains.

N'est-il pas possible que l'étude méthodique des organismes anaérobies, encore trop négligée dans les infections vésicales, vienne compléter et modifier nos connaissances actuelles ?

Exposons, du moins, les résultats aujourd'hui acquis.

Les agents multiples des infections vésicales se présentent avec une fréquence très inégale.

Un premier examen permet de distinguer, dans leur liste déjà longue, des microbes *fréquents*, des microbes *rares*, des microbes *exceptionnels*.

Les premiers, tous bien définis et connus, en bactériologie générale, ont été retrouvés par tous les observateurs dans un nombre important de cas, et longuement étudiés par l'expérimentation : ils sont peu nombreux.

Les microbes rares sont encore, pour la plupart, des agents pathogènes généraux, faciles à reconnaître.

Les microbes exceptionnels, assez nombreux, sont en quelque sorte des trouvailles individuelles ; beaucoup sont mal définis, incomplètement expérimentés : plusieurs sont probablement identiques, et diversement nommés ; leur nombre ira diminuant : il faut les tenir pour suspects et les signaler seulement.

A. Microbes fréquents :

I. *Bactérium coli.*

Vu par Bouchard, étudié par Clado dans les urines, démontré par Albarran et Hallé comme capable des manifestations diverses de l'infection urinaire, identifié par Achard et Renault, Krogius, Reblaub, cet organisme est signalé par presque tous les auteurs, comme l'agent le plus fréquent de l'infection vésicale. Voici leurs chiffres :

Rovsing	(1889)	sur	29 cyst.	trouve	0 fois le bact. coli.			
Morelle	(1891)	»	17	—	13 fois dont		6 pur.	
Denys	(1892)	»	25	—	17	—	15	»
Reblaub	(1892)	»	16	—	6	—	6	»
Krogius	(1892)	»	22	—	16	—	14	»
Barlow	(1892)	»	9	—	5	—	5	»
Melchior	(1893)	»	35	—	24	—	17	»
Bastianelli	(1895)	»	37	—	20	—	11	»
Melchior	(1898)	»	37	—	13	—	12	»
Rovsing	(1898)	»	77	—	17	—	3	»
			304		131		89	

Sur 304 cas le bactérium coli est rencontré 131 fois dont 89 à l'état de pureté. On le trouve donc dans près de la moitié des cas, seul ou associé ; à l'état de pureté, dans près d'un tiers.

Il faut noter, d'ailleurs, que ces 304 cas, étiquetés « cystite » par les auteurs qui les ont étudiés, ne se rapportent pas tous à l'infection vesicale pure. Dans un certain nombre, difficile à préciser, la cystite est compliquée par des lésions de pyélo-néphrite, ou des manifestations diverses de l'infection urinaire.

Parmi les auteurs de ces travaux d'ensemble, un seul, Rovsing, fournit des résultats numériques très particuliers.

En 1889, sur 29 cas de cystite, il ne rencontre pas le coli-bacille. En 1898, sur 77 cas, il le trouve 17 fois, dont 3 fois seulement à l'état de pureté. Et la remarque suivante rend plus dissemblables encore les résultats de ces deux séries de recherches faites par le même auteur, à 10 ans d'intervalle La statistique générale de 126 cas « d'accidents infectieux chez les urinaires » publiée par Rovsing en 1898 contient, à côté des 77 cas de cystite, 22 cas de bactériurie, tous coli-bacillaires, qui rentrent bien dans l'infection vésicale ; et 21 cas de pyélite sans cystite, où le coli-bacille se rencontre constamment, 19 fois à l'état de pureté.

Il faut tenir, pensons-nous, un certain compte de ces 43 cas d'infection coli-bacillaire classés par Rovsing hors des cystites.

Quoi qu'il en soit de ces divergences, et quelle que soit leur explication, il est permis de conclure des 10 séries d'observations dont nous avons cité les chiffres :

Le bactérium coli d'Escherich est l'agent le plus fréquent des infections vésicales.

II *Staphylocoques pyogènes.*

Les staphylocoques pyogènes, aureus et albus, agents bien connus des suppurations communes, ont été rencontrés, dans les infections vésicales, avec la fréquence suivante :

Rovsing	(1889)	sur 29 cyst.	trouve	11	fois	les staph. pyog.
Morelle	(1891)	» 17	—	2	»	—
Denys	(1892)	» 25	—	3	»	—
Reblaub	(1892)	» 16	—	4	»	..
Krogius	(1892)	» 22	—	2	»	—
Barlow	(1892)	» 9	—	2	»	—
Melchior	(1893)	» 35	—	0	»	—
Bastianelli	(1895)	» 37	—	10	»	—
Melchior	(1897)	» 37	—	4	»	—
Rovsing	(1898)	» 77	—	32 (1)		—

Sur 304 examens les staphylocoques pyogènes sont rencontrés 70 fois ; on peut donc conclure que ce sont des agents fréquents des infections vésicales.

On remarquera que la statistique de Rovsing les met au premier rang : cet auteur attribue aux microcoques pyogènes le rôle prépondérant que les autres observateurs donnent au coli-bacille.

III. *Proteus de Hauser*.

C'est la bactérie liquéfiante isolée des urines pathologiques par Krogius d'abord, par Schnitzler ensuite, reconnue presque simultanément par ces deux auteurs, comme identique au Proteus. Elle n'a pas été retrouvée par tous.

Voici les chiffres des statistiques.

Rovsing	sur 29 cystites	trouve	0	fois	le proteus.
Morelle	» 17	—	0	»	—
Denys	» 27	—	0	»	—
Reblaub	» 16	—	2	»	—
Krogius	» 22	—	1	»	—
Barlow	» 9	—	0	»	—
Melchior	» 35	—	4	»	—
Bastianelli	» 37	—	7	»	—
Melchior	» 27	—	6	»	—
Rovsing	» 77	—	6	»	—

(1) Chiffre approximatif : un certain nombre de diagnostics n'ayant été faits qu'avec le microscope.

Soit une proportion de 26 sur 304.

Nous sommes loin, déjà, de la fréquence du coli-bacille et des staphylocoques pyogènes. Si le proteus ne tient que le troisième rang par son importance numérique, il mérite de retenir l'attention par sa virulence et son pouvoir pathogène intense, bien établis par l'expérimentation.

IV. *Streptocoque pyogène.*

La fréquence relative du streptocoque pyogène, comme agent des infections vésicales, est difficile à établir avec précision.

On rencontre en effet, dans les urines infectées, plusieurs variétés de streptocoques encore mal définies et incomplètement différenciées : les chiffres fournis sont donc sujets à revision.

Le streptocoque pyogène vrai n'est signalé ni par Reblaub, ni par Krogius, ni par Barlow. Il a été rencontré par :

Morelle....................	5 fois.	
Denys......................	3 »	
Melchior...................	4 »	
Bastianelli................	4 »	
Rovsing....................	2 »	(1).

Rovsing isole à plusieurs reprises, dans ses deux séries de recherches, un *streptocoque de l'urée*, qui diffère certainement du streptocoque pyogène. Le sujet demande donc de nouvelles recherches, et nous devons conclure, provisoirement du moins, que le streptocoque pyogène ne joue qu'un rôle numérique secondaire dans les infections vésicales.

V. *Gonocoque de Neisser.*

C'est le dernier organisme qui puisse figurer parmi les agents principaux des infections vésicales.

(1) Chiffre approximatif : plusieurs streptocoques sont signalés sans désignation précise.

Krogius, le premier, rapporte un cas typique de cystite à gonocoque, et un autre où le gonocoque était associé à des microcoques. Melchior fournit une observation dans son premier travail, une encore dans le second. Barlow donne deux bonnes observations typiques. Bastianelli étudie 3 cas de cystite à gonocoque, dont 2 infections pures.

Rovsing dans son récent mémoire cite 4 cas de cystite à gonocoque : dans 3, le gonocoque existait à l'état de pureté.

Ce chiffre de 10 cystites à gonocoque ne donne pas, croyons-nous, une idée exacte de la fréquence de cet agent d'infection vésicale.

Notre expérience personnelle, les publications récentes de Vertheim et de Lindolm, nous font penser que la cystite blennorrhagique, trop longtemps attribuée aux seuls microbes des infections secondaires, relève, assez souvent, de l'action du seul gonocoque de Neisser.

B. Microbes rares.

I. *Bacille typhique.*

Il a été rencontré dans un cas de cystite par Melchior ; dans un autre par Krogius (1).

Rovsing l'a vu dans un cas de pyélite avec cystite. Bastianelli l'a rencontré une fois à l'état de pureté, 1 fois associé, dans 2 cas de cystite.

Le bacille d'Eberth doit donc prendre rang parmi les agents rares des infections vésicales.

II. *Diplocoque de Fränkel.*

Bastianelli est le seul auteur qui ait jusqu'ici, à notre connaissance, signalé le pneumocoque, comme agent d'infection vésicale : il l'a rencontré à l'état de pureté dans 3 cystites.

(1) Krogius. — *Ann. gén. ur.*, 1894, p. 370

III. *Diplobacille de Friedlander.*

Il a été rencontré dans deux cas de cystite, par Montt-Savedro.

IV. *Bacille pyocyanique.*

Le Noir (1), et Motz (2) l'ont signalé dans 2 cas de cystite calculeuse.

C. Microbes exceptionnels.

Force nous est de réunir ici, sous cette dénomination, des micro-organismes nombreux, incomplètement définis, et dont la plupart n'ont été rencontrés que par un seul auteur. On ne peut les classer qu'en bacilles et en microcoques.

I. *Bacilles.*

Le bacillus longus ureœ, signalé 8 fois par Rovsing dans son second mémoire ; le bacillus crassus du même auteur, moins fréquent ; le streptobacillus anthracoïdes de Melchior, rencontré 3 fois dans son premier mémoire, 1 fois dans le second, sont les principaux ; on peut y joindre l'urobacillus Maddoxii, l'agent présumé de la transformation visqueuse de l'urine acide.

II. *Microcoques.*

Leur nombre est bien plus considérable encore.

Le diplococcus ureœ liquéfaciens, signalé 3 fois par Melchior dans son premier mémoire, retrouvé 11 fois dans le second, a donc une réelle importance numérique ; son pouvoir pathogène a été expérimentalement établi.

Les staphylocoques de l'urée de Melchior et de Rovsing ; les diplocoques de l'urée de Rovsing ; les staphylocoques liquéfiants de Lundstrœm et Krogius, les diplocoques de Bastianelli, pour ne citer que les principaux, n'ont-ils pas quelques liens de parenté avec cette espèce ? Quand nous au-

(1) Le Noir.— Soc. Biol., 18 Janvier 1896.

(2) Motz.— Soc. Biol., 1er Février 1896.

rons cité le diplococcus subflavus observé par Reblaub et Legrain (1) : le coccobacillus de Rovsing ; les sarcines blanches et jaunes du même auteur; rappelé les streptocoques de l'urée encore indéterminés dont nous parlions plus haut, nous en aurons fini avec cette longue énumération.

Il faut considérer, en effet, cette liste comme provisoire. Il est probable que des travaux ultérieurs viendront préciser et simplifier tout ce qui reste incertain et confus au sujet des agents exceptionnels des infections vésicales.

Rappelons encore, en terminant cette longue énumération, que nous en avons écarté, de parti pris, un des agents les plus actifs de l'infection vésicale : le bacille de Koch. Il a été rencontré, une fois ou deux, par tous les auteurs qui ont analysé un nombre un peu important de cystites. Ces chiffres, pensons-nous, ne peuvent donner aucune idée, même approximative, du rôle considérable que joue le bacille tuberculeux dans la pathologie vésicale. Une observation prolongée, dans un service spécial d'urinaires, montre qu'il est parmi les agents les plus fréquents de l'infection vésicale. Mieux vaut donc ne pas ébaucher ici, sur des documents personnels, l'étude de l'infection tuberculeuse de la vessie. Nous avons donné d'ailleurs, dès le début, les autres raisons qui nous font mettre à part l'infection bacillaire : il y a intérêt, pensons-nous, à ne pas la confondre avec les infections banales.

En résumé, on peut ainsi conclure : Malgré l'apparente complexité des faits, les agents habituels des infections banales de la vessie se réduisent à quelques espèces bien définies : bactérium coli, staphylocoques pyogènes, Proteus de Hauser, streptocoque pyogène, gonocoque de Neisser.

A leur sujet, les travaux d'ensemble que nous avons analysés, donnent presque tous des résultats numériques à peu près concordants.

Tout serait donc assez simple, et un bactériologiste pour-

(1) Legrain. — Obs. inéd.

rait aisément, en étudiant l'urine microbienne, caractériser chaque infection vésicale, en déterminant l'agent microbien, si l'infection était toujours pure ou monomicrobienne.

Il n'en est rien, et dans un grand nombre de cas, la vessie est infectée à la fois par plusieurs microorganismes : l'infection est mixte, polymicrobienne. Deux, trois et même quatre espèces peuvent ainsi s'associer pour produire l'infection.

Presque tous les travaux d'ensemble s'accordent à reconnaître la fréquence de ces infections combinées. L'association peut-elle être un fait primitif, plusieurs espèces s'introduisant à la fois dans la vessie, et d'emblée, exerçant ensemble leur pouvoir pathogène ? Quelques faits semblent le prouver. N'est-elle pas plus souvent secondaire, due à une nouvelle invasion microbienne, dans une vessie déjà infectée ?

La fréquence de l'infection mixte doit varier beaucoup, semble-t-il, suivant la nature des cas observés : plus rare peut-être dans les cystites récentes accidentelles; plus fréquente dans les cas anciens, longuement traités.

Nous manquons encore à ce sujet d'une statistique démonstrative.

Il nous est impossible de pénétrer ici, avec quelque profit, dans le détail des infections polymicrobiennes : la complexité en est extrême, et les combinaisons microbiennes varient à l'infini, sans qu'il soit possible encore d'y saisir aucune loi générale. Ce sont tout naturellement les agents habituels de l'infection vésicale, qu'on retrouve le plus fréquemment associés.

Bacterium coli, Proteus, staphylocoques pyogènes, gonocoque, s'associent entre eux, ou avec le bacille de Koch, ou avec les espèces plus rares.

Chaque cas d'infection polymicrobienne soulève le même problème. Quel est parmi les agents associés le rôle de chacun ? L'un d'eux joue-t-il le rôle principal, les autres n'étant que comparses accessoires ? Dans quelle mesure et dans quel sens s'associe ou se contrarie leur pouvoir pathogène ? Autant de questions auxquelles, le plus souvent, il est impossible de répondre.

On peut parfois, dans le cours d'une infection pure, saisir le moment précis de l'invasion d'un nouvel agent, et les modifications qu'il apporte aux lésions et aux symptômes.

Ces observations favorables, et l'expérimentation, peut-être, contribueront à élucider la question des infections polymicrobiennes.

CHAPITRE III.

ORIGINE ET VOIES D'ACCÈS DES AGENTS DES INFECTIONS VÉSICALES.

Les agents infectieux nous sont connus.

Par quelles voies et quels moyens peuvent-ils pénétrer dans la vessie ?

L'étiologie fut d'abord fort simple, comme la doctrine de l'infection elle-même.

Pasteur voit fermenter l'urine, in vitro, sous l'action des germes de l'air : les mêmes ferments aériens doivent causer la transformation ammoniacale de l'urine dans la vessie ; le canal de l'urèthre est leur voie toute naturelle de pénétration. Et Pasteur distingue déjà deux modes d'infection par la voie uréthrale : les microbes de l'air peuvent remonter spontanément du méat à la vessie par l'urèthre qui pour eux « représente un tunnel plus vaste que celui de la Tamise » ; ils peuvent être portés dans la vessie par les instruments du cathétérisme, souillés par le séjour à l'air.

Cette étiologie simpliste était incomplète ; les objections ne se firent pas attendre. L'urèthre est fermé par l'accolement normal de ses parois, disaient les uns, et avec raison. Voici des cas de cystite ammoniacale, chez des sujets qui n'ont jamais été sondés, disaient les autres ; et ces objections, qui nous paraissent aujourd'hui presque puériles, tinrent longtemps en échec, chez les médecins, la théorie pastorienne.

Eclairés, depuis lors, par les principes généraux de la pathologie infectieuse, nous savons que les germes infectieux peuvent venir du dehors ou du dedans ; que leurs voies d'accès vers la vessie, directes ou indirectes, sont multiples.

Tous les auteurs que nous avons analysés plus haut, ont successivement abordé cette question étiologique. Il nous faut ici les suivre encore dans leur marche progressive vers la vérité.

Rovsing, le premier, eut le mérite de soumettre à une discussion critique, les hypothèses de son époque, sur l'étiologie des infections vésicales : ses chapitres I et III sont tout particulièrement remarquables.

L'ancienne théorie de Pasteur, dit-il, l'introduction spontanée ou provoquée des germes de l'air par l'urèthre, est insuffisante : on voit la vessie s'infecter à la suite de cathétérismes pratiqués avec des instruments stérilisés et après lavage antiseptique du méat.

Or, l'urèthre normal contient des germes : Lustgarten et Mannaberg (1) l'ont démontré. Sont-ce donc ces microorganismes, poussés jusqu'à la vessie par la sonde, qu'il faut accuser de l'infection vésicale ? Etudiant la flore uréthrale sur 30 sujets sains, hommes, femmes, enfants, Rovsing y retrouve, par une heureuse coïncidence, tous les microbes pathogènes ferments de l'urée, sauf deux, qu'il a isolés des urines de cystite ammoniacale. Le cathétérisme étant précisément pratiqué dans les conditions pathologiques qui créent la réceptivité, rétention, lésions vésicales, on comprend comment les microbes uréthraux trouvent

(1) Lustgarten und Mannaberg. — Ueber die microorg. der norm. männl. urethra. *Vierteljahr. f. derm. und syph.*, 1887, p. 405.

dans la vessie les conditions favorables à leur développement.

Ce sont eux encore qu'il faut accuser de ces cystites spontanées, sans cathétérisme, qui viennent compliquer l'incontinence ou le rétrécissement, conditions pathologiques qui permettent leur ascension vers la vessie.

Dans 20 cas sur 29, d'après Rovsing, c'est cette origine uréthrale qu'il faut attribuer à l'infection vésicale. Par contre, les germes de l'air jouent un bien faible rôle : les ferments de l'urée y sont rares, d'après Rovsing.

Un second mode d'infection, exceptionnel d'ailleurs, c'est l'inoculation directe de la vessie, par le pus d'un abcès voisin, ouvert dans sa cavité.

La troisième voie d'accès, admise par Rovsing, est la voie rénale. L'infection du rein par les microorganismes, et leur passage dans l'urine, indiqués par Waldeyer et Klebs, sont établis, comme doctrine générale par Bouchard (1) dans sa communication de 1881 sur les néphrites infectieuses. Des organismes pathogènes sont rencontrés dans le rein et les urines, non seulement dans les néphrites secondaires, mais encore dans des néphrites primitivement infectieuses. Le rein atteint de lésions microbiennes superficielles ou profondes, diffuses ou en foyers, peut verser dans l'urine des microorganismes pathogènes ; et Rovsing réunit 5 de ses observations sous le titre significatif de cystite « e néphritide ».

Pour l'infection tuberculeuse, Rovsing admet deux mécanismes : l'extension à la vessie d'une ulcération tuberculeuse de l'uretère ; l'apport embolique direct du bacille de Koch, par le sang, dans les capillaires de la muqueuse vésicale.

Toute l'étiologie des infections vésicales est donc exposée, en ses points essentiels, dans ce remarquable travail. Les seules erreurs qu'on puisse y regretter, dérivent

(1) Bouchard. — Néphrites infectieuses. Congrès de Londres, et *Rev. de Med.* 1881.

de l'opinion trop exclusive de l'auteur, sur le rôle prépondérant de la fermentation ammoniacale dans la pathogénie des cystites.

Dans la thèse de Reblaub, nous retrouvons les quatre voies d'infection admises par Rovsing : Voie uréthrale, Voie par effraction, Voie rénale, Voie de la circulation générale, ou embolique ; cette dernière établie seulement pour le bacille de Koch. Reblaub insiste sur l'importance de la voie uréthrale et particulièrement sur l'étiologie des cystites spontanées de la femme, désignées par Guyon sous le nom de « cystites vaginales. »

Melchior, à son tour, apporte à la question étiologique, une contribution fort étendue.

Adoptant le plan de Rovsing, il envisage successivement les voies d'accès de l'infection : uréthrale, pariétale, rénale et circulatoire.

En présence du désaccord complet qui existe entre les recherches de Lustgarten et Mannaberg, de Rovsing, de Wassermann et Petit, sur les microorganismes de l'urèthre normal, Melchior reprend, à propos de l'infection par la voie uréthrale, l'étude de la flore de l'urèthre normal. Examinant 12 sujets, 6 hommes et 6 femmes, Melchior isole 11 espèces, 4 bacilles, 5 microcoques, 1 leptotrix, et 1 sarcine, parmi lesquels le bacterium-coli (1 fois), le staphylococcus pyogènes aureus (1 fois,) le staphylococcus ureœ liquefaciens (4 fois) ; d'où cette conclusion, analogue à celle de Rovsing : Dans l'urèthre normal vivent fréquemment des microbes pathogènes, capables de produire l'infection vésicale.

Melchior complète ses recherches par l'étude bactériologique des cavités préputiale et vulvaire. Dans le prépuce de l'homme sain et de l'enfant, sur 25 examens, il rencontre le bacterium-coli dans un quart des cas, parfois l'aureus. Dans la vulve, sur un même nombre de recherches, le bacterium-coli est rencontré une fois sur deux. Des expériences comparatives lui montrent que le lavage antiseptique simple, à l'eau boriquée, ne produit en aucune façon la désinfection du prépuce ou de la vulve.

Examinant l'étiologie des cystites qu'il a étudiées, Melchior établit que dans 27 cas sur 35, les microorganismes ont pénétré par la voie uréthrale. Dans 5 de ces cas, tous coli-bacillaires, observés chez la femme, il admet l'infection spontanée d'origine vaginale.

La voie descendante ou rénale est longuement étudiée par Melchior. De l'exposé historique et critique des travaux sur la matière, l'auteur conclut : Les micro-organismes peuvent passer dans l'urine par le rein ; ce passage est presque toujours favorisé par une lésion rénale évidente, néphrite diffuse ou en foyers, secondaire ou primitive. Il peut se faire encore, à la faveur de lésions rénales, minimes et limitées, cliniquement inappréciables, dans les auto-infections passagères, l'auto-infection coli-bacillaire d'origine intestinale par exemple. Dans 6 cas, Melchior reconnaît l'étiologie rénale de la cystite.

La voie circulatoire ou embolique lui paraît réservée au seul bacille de Koch.

Bastianelli, dans son travail d'ensemble, classe ainsi qu'il suit les voies de l'infection vésicale ; il distingue :

L'infection ascendante ou uréthrale : les microbes pouvant arriver à la vessie par le cathétérisme, par la propagation d'une inflammation de la muqueuse ; par ascension spontanée dans certaines conditions pathologiques.

L'infection descendante ou rénale, que les microbes soient éliminés par un rein cliniquement sain, ou au cours d'une néphrite infectieuse secondaire diffuse ou en foyers.

L'infection circulatoire, par embolie capillaire septique.

L'infection transpariétale ; les microbes proviennent soit de l'intestin, soit d'un foyer infectieux de voisinage, directement par rupture, ou indirectement à travers les tissus vivants.

Dans les développements qui suivent, Bastianelli fait

quelques réserves sur l'étiologie vaginale des cystites spontanées de la femme, et critique le mécanisme admis par Reymond pour l'infection de voisinage. La voie rénale lui paraît rare en regard de la voie uréthrale.

On le voit, l'accord est complet entre les auteurs, sauf quelques divergences de détail, sur les voies de l'infection vésicale. Nous pouvons donc aisément synthétiser comme il suit l'étiologie des infections de la vessie.

Les micro-organismes peuvent arriver à la vessie par deux mécanismes différents :

1) Invasion directe : Ils pénètrent directement dans la vessie par ses orifices normaux, urèthre et uretères, ou par des solutions de continuité anormales ;

2) Invasion indirecte : Ils arrivent à la vessie, apportés par les vaisseaux sanguins ou lymphatiques.

A. *Invasion directe.*

I. Par l'urèthre.

C'est la voie indiquée déjà par Pasteur ; l'urèthre semble la porte d'entrée naturelle des microbes dans la vessie. Pour étudier l'infection uréthrale dans ses divers modes, aujourd'hui connus, il nous faut envisager successivement les microbes du milieu extérieur, ceux de l'urèthre normal, ceux de l'urèthre pathologique.

a) Microbes de l'air.

Les germes de l'air extérieur furent les premiers soupçonnés : ils pouvaient s'introduire dans la vessie spontanément ou à la faveur du cathétérisme.

Les microbes pathogènes pour la vessie sont relativement rares dans les poussières de l'air ; le cathétérisme pratiqué avec des sondes neuves ou propres, a donc peu de chances, de ce chef, de produire l'infection vésicale.

Mais, des sondes déjà employées dans des cas septiques, mal nettoyées, encore souillées de produits virulents, doivent être regardées comme des agents puissants d'infection.

Les précautions générales de l'antisepsie, la stérilisation exacte des sondes, possible à obtenir aujourd'hui, nous mettent à l'abri de ces infections provoquées par les germes extérieurs.

L'infection vésicale peut-elle se produire par l'ascension spontanée des germes extérieurs, à travers un urèthre sain ? L'expérience et le raisonnement répondent non. Chez la femme, aussi bien que chez l'homme, il faut des conditions pathologiques, pour que cette invasion directe soit possible.

L'infection par la voie uréthrale, due aux germes de l'air, spontanée, ou provoquée par le cathétérisme, devrait donc être aujourd'hui exceptionnelle. Mais combien de cathétérismes sont encore journellement pratiqués avec des instruments septiques ?

b) Microbes de l'urèthre normal.

Le cathétérisme pratiqué avec des instruments aseptiques peut être suivi d'infection : l'urèthre normal contient donc des germes ? Lustgarten et Mannaberg, Rovsing, Wassermann et Petit (1), Melchior, ont montré que la flore uréthrale, très variable suivant les sujets, est habituellement riche, même en microbes pathogènes pour la vessie. L'expérience a établi, en outre, que la désinfection exacte de l'urèthre, par les lavages antiseptiques, même prolongés, est pratiquement impossible à obtenir. L'infection par les germes de l'urèthre normal poussés jusque dans la vessie par les instruments du cathétérisme, reste donc un fait certain, dont il est cependant difficile d'apprécier la fréquence. L'extrême variabilité de la flore uréthrale, en quantité ou en qualité, font penser que, toutes conditions égales d'ailleurs, cette infection peut se produire chez certains sujets, et non chez d'autres.

Existe-t-il une infection spontanée due à la simple ascen-

(1) WASSERMANN et PETIT. — Les micro-organismes de l'urèthre normal. *Ann. gén. ur.* 1891 p. 371.

sion vers la vessie des germes de l'urèthre normal ? On peut en douter ; et ici, comme pour les germes de l'air, des conditions pathologiques semblent nécessaires.

c) Microbes de l'urèthre pathologique.

Dans les états pathologiques de l'urèthre, nous voyons se préciser et s'aggraver l'importance de l'infection par la voie uréthrale.

Dans l'uréthrite, l'inflammation de la muqueuse uréthrale antérieure gagnant par extension continue l'urèthre postérieur, peut atteindre la vessie et créer l'infection vésicale : c'est un fait banal au cours des blennorrhagies. Et cette cystite spontanée consécutive, sera plus ou moins à craindre, suivant la nature de la phlegmasie uréthrale, l'espèce et la virulence variable des agents qui la provoquent, sans parler ici des conditions adjuvantes.

C'est à l'état pathologique, quand l'urèthre est rempli d'une sécrétion riche en germes pathogènes, que l'infection provoquée devient fréquente et facile. Au cours de l'uréthrite aiguë, subaiguë ou chronique, le cathétérisme, même pratiqué avec des instruments stériles, après lavage de l'urèthre antérieur, est un agent puissant d'infection vésicale. Dans les mêmes conditions, les injections, les lavages irritants ou traumatiques, poussés jusqu'à la vessie, peuvent y conduire les germes et provoquer l'infection.

En dehors de toute phlegmasie active, caractérisée par une sécrétion notable, l'urèthre peut présenter des conditions pathologiques diverses qui favorisent l'infection vésicale.

Dans le rétrécissement par exemple, l'occlusion normale de l'urèthre par l'accolement exact des parois muqueuses, n'existe plus : l'urèthre est une cavité rigide et béante. Au niveau des points coarctés et en arrière surtout, s'établissent des foyers infectieux ou stagnent les produits pathologiques, où cultivent les microbes, et dont la désinfection est impossible.

Le cathétérisme alors peut aisément infecter la vessie. Dans ces cas même où la région prostatique et le col sont dilatés, on peut concevoir l'infection spontanée d'origine uréthrale.

Dans l'incontinence vraie ou fausse, où les conditions normales d'occlusion du col font défaut, le milieu uréthral, modifié et infecté, peut être l'origine d'infections vésicales spontanées.

En dehors même de ces états pathologiques évidents, dont l'influence est indéniable, ne peut-on concevoir certaines conditions anormales où l'urèthre, plus facilement et plus largement infecté, devient un danger pour la vessie?

Chez l'homme atteint de phimosis et de balanite, dans l'hypospadias, le contenu uréthral peut prendre une virulence particulière prédisposant à l'infection vésicale spontanée ou provoquée.

Chez la femme, les conditions qui favorisent l'infection spontanée sont multiples.

La largeur, la brièveté, l'occlusion faible de l'urèthre sont déjà des prédispositions anatomiques.

Le méat baigne dans un milieu septique riche en colibacille, même à l'état normal. Dans les vulvo-vaginites, en cas de végétations uréthrales, la septicité du milieu vulvaire s'accroît. Dans le prolapsus vaginal, l'insuffisance sphinctérienne uréthro-vésicale est fréquente. Après l'accouchement, les deux conditions, virulence du milieu et insuffisance sphinctérienne sont souvent réunies, tandis que le traumatisme, la congestion, la rétention mettent la vessie en état de réceptivité. On comprend donc, que chez la femme, dans l'état puerpéral surtout, l'infection vésicale spontanée d'origine uréthrale, soit relativement fréquente.

En résumé, il faut conclure : l'urèthre est une porte d'entrée fréquente pour l'infection vésicale.

Les germes de l'air sont encore des agents fréquents d'infection ; ils devraient être exceptionnels avec l'asepsie du cathétérisme. Les germes de l'urèthre normal et surtout pathologique sont les vrais agents nocifs.

L'infection d'origine uréthrale peut être exceptionnellement spontanée, à l'état pathologique : elle est presque toujours provoquée par l'intervention instrumentale.

II. Par l'uretère.

Les microorganismes du dehors, d'abord incriminés, ne sont pas nos seuls ennemis. Ceux du dedans sont également à craindre, et nous logeons, à l'état normal, dans nos cavités internes, des hôtes microbiens qui peuvent devenir les agents d'auto-infections aujourd'hui bien connues.

Dans les infections générales de l'organisme, de cause interne ou externe, primitives ou consécutives à des foyers infectieux localisés, l'appareil urinaire est particulièrement désigné pour subir les effets secondaires des agents infectieux. Le rein, avec son système vasculaire spécial, l'étendue de sa surface sécrétante en contact intime avec les capillaires, émonctoire pour les produits solubles de la nutrition normale ou pathologique, doit servir de voie de passage et de décharge, tout au moins de lieu de fixation pour les microbes circulant dans le sang, au cours des maladies infectieuses. Après les premières constatations de Recklinghausen, de Waldeyer, de Klebs, de Lancereaux, de Litten, de Weigert, de Bartels, Bouchard établit définitivement la doctrine des néphrites infectieuses secondaires ; dans un grand nombre d'états infectieux, le rein est atteint et l'urine contient les microorganismes pathogènes.

Dans quelles conditions précises, le rein livre-t-il passage aux microbes du sang? Peuvent-ils traverser le rein sain, ou seulement le rein lésé ? La question a été longuement controversée.

Les uns pensent que les microorganismes infectieux peuvent traverser le rein et apparaître dans l'urine sans avoir provoqué par leur passage de lésions appréciables ; les autres pensent qu'une élimination de bactéries par les urines, doit être toujours rattachée à des altérations morbides des reins, soit profondes, néphrite, soit légères et passagères, au point d'être insaisissables à l'œil et au microscope.

Quoiqu'il en soit, de tous les travaux consacrés à la question, on peut conclure que les bactéries circulant dans le sang peuvent apparaître dans les urines dans trois conditions différentes :

Par suite d'altérations superficielles, limitées aux capillaires rénaux et à l'épithélium glomérulaire, en l'absence des lésions et des signes de la néphrite confirmée ;

Au cours des néphrites diffuses infectieuses, primitives, ou secondaires aux infections générales ;

Au cours des néphrites à lésions localisées, embolies microbiennes, abcès corticaux, qui s'observent dans les mêmes circonstances.

Dans toutes ces conditions pathologiques, les orifices urétéraux déversent dans la vessie une urine plus ou moins chargée de germes. L'infection vésicale peut donc venir de l'uretère, par le courant de l'urine. C'est l'infection urétérale, souvent aussi désignée sous le nom d'infection rénale ou descendante, pour bien marquer que c'est le rein qui en est la vraie source.

Quelle est l'importance de cette infection descendante dans l'étiologie des infections vésicales ?

Tous les auteurs dont l'observation fut un peu étendue, en ont admis l'existence et rapporté des exemples : Rovsing sur 29 cas trouve 5 cystites « *e nephritide* ». Melchior sur 35 cas, admet 6 fois l'origine rénale de l'infection.

Ces chiffres, croyons-nous, sont au-dessous de la réalité, et ne donnent pas une idée exacte de l'importance qu'il faut attribuer à cette voie d'infection vésicale.

Les cystites consécutives aux néphrites qui compliquent les maladies infectieuses graves peuvent se compter : et pourtant, parmi les agents pathogènes, il en est plusieurs, le staphylocoque doré, le streptocoque pyogène, le pneumocoque de Fränkel, le bacille typhique, qui sont, nous l'avons vu, capables de produire la cystite.

Mais l'infection vésicale, d'origine rénale ou descendante, peut, très probablement, se produire à moins de frais, et dans des conditions presque banales.

Des infections locales diverses, en apparence bénignes, angines, furoncles, plaies infectées, abcès, peuvent être le point de départ d'une infection sanguine passagère, dont le rein et la vessie subiront secondairement les effets. Enriquez (1) n'a-t-il pas trouvé, dans des conditions semblables, le staphylocoque dans l'urine, 6 fois sur 16 examens? Bazy (2) a rapporté 3 observations de cystite auxquelles il reconnaît cette étiologie, observations privées d'ailleurs du double contrôle bactériologique qui leur donnerait force de preuve.

Nous savons du moins aujourd'hui que l'intestin normalement habité par le coli-bacille, peut être l'origine d'auto-infections coli-bacillaires générales. Wreden, Reblaub, Renault, Schnitzler, Melchior ont cité des cas d'infection urinaire de cette nature. Carle (3), Posner et Lewin (4) ont établi expérimentalement, avec quelle facilité la stase stercorale, dans l'occlusion intestinale, détermine le passage dans le sang, du coli-bacille, ou des microbes injectés dans l'intestin. Les recherches de Lesage et Macaigne (5) ont révélé la notable exaltation de virulence que subit le coli-bacille normal, au cours des affections intestinales.

D'autre part, l'étude des infections générales coli-bacillaires expérimentales, montre avec quelle prédilection cet organisme se localise dans les reins ; avec quelle facilité il apparaît dans les urines.

(1) Enriquez. — Contrib. à l'ét. bact. des néphrites infect. Th. Paris, 1892, et Soc. Biol., nov. 1895.

(2) Bazy. — Origine inf. de cert. cystites. *Ann. gén. urin.*, 1891 et 1893.

(3) Carle. — *Gazetta méd. di Torino*, 1893.

(4) Possner et Lewin. — Auto inf. d'orig. intest. *Berl. Klin. Woch.*, 11 fév. 1895.

(5) Lesage et Macaigne. — Etude sur la virul. du bact. coli. p. 256. *Arch. de méd.*, 1892.

Cet ensemble de faits nous conduit à penser qu'un certain nombre d'infections vésicales coli-bacillaires, en apparence spontanées, doivent relever de ce mécanisme ; dans la plupart de ces cas peut-être, on trouverait, à l'origine, quelque trouble fonctionnel ou quelque lésion de l'intestin : constipation ou diarrhée, embarras gastrique fébrile, entérite simple ou ulcéreuse. Dans ces conditions, le coli-bacille, momentanément plus virulent, a pu passer de l'intestin malade dans la circulation générale ; éliminé par le rein passagèrement lésé, il a pu arriver à la vessie par la voie urétérale, et, les conditions de réceptivité aidant, en déterminer l'infection.

Sans nous dissimuler la part d'hypothèses que comporte encore cette théorie, nous croyons à la fréquence de ce mode d'auto-infection vésicale. En observant attentivement les cas de cystite en apparence spontanés, pour lesquels l'infection ascendante uréthrale est trop légèrement admise, on sera conduit, peut-être, à attribuer une part étiologique de plus en plus importante à l'infection rénale ou descendante.

L'infection vésicale par la voie urétérale peut encore se produire par un autre mécanisme d'ailleurs exceptionnel.

Une phlegmasie de la muqueuse urétérale peut, en se propageant jusqu'à son orifice vésical, atteindre la vessie, et en déterminer l'infection. Pour l'infection tuberculeuse, du moins, cette pathogénie est certaine et fréquente. Souvent — la clinique, la cystoscopie, l'anatomie pathologique le démontrent — la cystite tuberculeuse succède à la propagation vésicale directe d'une ulcération de l'uretère : autour de l'embouchure urétérale siègent les lésions tuberculeuses localisées, ou du moins les lésions les plus profondes et les plus anciennes.

Les inflammations suppuratives banales de la muqueuse urétérale peuvent-elles, comme l'ulcération tuberculeuse, se propager directement à la vessie, par l'orifice vésical ?

Le fait est possible, et quelques cystites peut-être, peuvent succéder, par ce mécanisme, à des urétéro-pyélites primitives.

Il est bon de remarquer, d'ailleurs, que l'extension directe de lésions muqueuses de nature septique, gagnant de proche en proche, doit plus sûrement infecter la vessie, que le simple apport des micro-organismes par le courant de l'urine.

III. Par des solutions de continuité anormales des parois vésicales.

Les orifices normaux de la vessie, urèthre et uretères sont les voies de pénétration habituelles des agents de l'infection.

Ils peuvent s'y introduire encore par des orifices anormaux qu'il suffit d'énumérer rapidement : ce sont des solutions de continuité congénitales ou accidentelles, ces dernières, traumatiques ou pathologiques.

Les fistules vésico-cutanées, persistance de l'ouraque, exstrophie ; les communications congénitales entre la vessie et l'intestin, exposent la vessie à la pénétration directe des agents pathogènes. De même, les plaies de la vessie, traumatiques ou chirurgicales.

Plus importantes sont les perforations pathologiques. Des poches purulentes périvésicales peuvent s'ouvrir dans la vessie et y verser directement, avec leur contenu, les micro-organismes pathogènes. Le fait a été observé dans les deux sexes : plus fréquemment chez la femme, car des collections sous-péritonéales, salpingiennes, ovariques peuvent contracter des adhérences avec la vessie et s'y ouvrir. Les abcès péritonéaux enkystés d'origine intestinale ; les abcès périprostatiques et périvésiculaires, chez l'homme, peuvent avoir aussi cette issue.

Ce sont des éventualités rares ; dans leurs statistiques de 30 et de 35 cas, Rovsing et Melchior ne rapportent chacun qu'une seule de ces observations.

Rarement encore interviennent les perforations néoplasiques de la vessie ; des néoplasmes utérins et vaginaux chez la femme, des néoplasmes intestinaux dans les deux sexes, ulcérant et perforant la vessie, ouvrent, avec la fistule néoplasique, une large voie à l'infection.

Inversement, mais plus rarement encore, la fistule néoplasique, voie d'infection, peut succéder à l'envahissement et à l'ulcération d'un néoplasme vésical, vers le vagin ou l'intestin.

B. *Invasion indirecte, par la voie circulatoire ; auto-infection vasculaire ou embolique.*

Jusqu'ici nous avons vu les micro-organismes pénétrer directement dans la cavité vésicale, par les orifices normaux et anormaux, et infecter son contenu.

Pour la vessie, comme pour tout autre organe, on peut admettre l'apport des germes pathogènes par les vaisseaux capillaires. L'infection débutera alors, non plus par l'urine vésicale, mais par la paroi elle-même. D'abord exclusivement pariétaux, interstitiels et localisés, les foyers d'infection, gagnant la muqueuse et sa surface, pourront secondairement causer l'infection de l'urine et de toute la vessie, l'infection vésicale complète et banale.

On peut distinguer ici deux cas : l'auto-infection de cause générale ; l'auto-infection de cause locale, ou de voisinage.

Avons-nous la preuve que des micro-organismes circulant dans les vaisseaux au cours d'une maladie infectieuse générale puissent se localiser, par un processus embolique, dans les capillaires de la vessie ? Pour l'infection tuberculeuse, il semble bien qu'il en soit ainsi. Tous les auteurs l'admettent, et rattachent à l'apport embolique du bacille de Koch, dans les capillaires de la muqueuse, le développement des granulations tuberculeuses superficielles. On les voit, il est vrai, débuter sous un épithélium intact. Est-ce là une raison suffisante pour rejeter la possibilité de la pénétration du bacille à travers l'épithélium ? Et dans bien des cas, l'éclosion de la tuberculose vésicale n'est-elle pas précédée par des lésions bacillaires anciennes des reins, qui versent dans l'urine des bacilles tuberculeux ?

L'étiologie reste donc au moins discutable.

Pour les microbes des infections banales, l'apport embolique des micro-organismes est théoriquement possible ; aucun fait n'est venu encore établir avec certitude la réalité de ce processus d'infection.

A côté de ces infections emboliques par la voie de la circulation générale, on peut classer des auto-infections de voisinage, ou de cause locale, qui, elles aussi, se produisent par l'intermédiaire du système vasculaire. Des foyers septiques, périvésicaux, phlegmoneux ou suppurés, qu'ils soient parenchymateux, conjonctifs ou péritonéaux, peuvent, par simple voisinage, et à distance, déterminer l'infection vésicale. Reymond a insisté sur les faits de ce genre, montré l'influence des phlegmasies utérines et péri-utérines sur l'infection vésicale, et appuyé cette théorie de preuves expérimentales. Localisée d'abord à un point de la paroi, l'infection se généralise secondairement à toute la muqueuse et au contenu vésical.

Pour expliquer ce passage et cette diffusion des micro-organismes pathogènes, à distance, à travers des tissus vivants, on est conduit à invoquer les voies de la circulation capillaire et particulièrement celles de la circulation lymphatique. Qu'il s'agisse de phlegmasies conjonctives sous-péritonéales, ou de foyers péritonéaux enkystés, reliés à la vessie par des néo-membranes conjonctivo-vasculaires, les lymphatiques, dont le riche réseau sous-séreux anastomotique revêt tous les organes pelviens, doivent être les voies de transmission des microbes pathogènes jusqu'à la paroi de la vessie, et à travers elle, peut-être.

Après la longue discussion des voies de l'infection vésicale, nous pouvons aborder la dernière partie de ce travail : l'étude des effets de l'infection.

CHAPITRE IV.

EFFETS DE L'INFECTION VÉSICALE ; VARIÉTÉS DES INFECTIONS VÉSICALES.

Le parasite a pénétré dans la vessie : que va-t-il résulter de cette invasion ?

La maladie infectieuse ne naît pas nécessairement de la rencontre fortuite du microbe, avec l'organisme ou l'organe. L'axiome, devenu banal, reste ici plus vrai que partout ailleurs.

L'introduction accidentelle, le passage du micro-organisme, peuvent n'être suivis d'aucun effet nuisible ; l'infection ne se produit pas.

Dans d'autres circonstances, le microbe reste, cultive et s'installe : l'infection s'établit. Tantôt elle reste limitée au contenu vésical : l'urine seule s'infecte, la paroi restant indemne.

Plus souvent à l'infection de l'urine s'ajoute l'infection de la paroi : le microbe attaque la muqueuse, il y détermine des lésions inflammatoires réactionelles : la cystite, infection vésicale totale, est constituée.

Envisageons successivement chacune de ces éventualités.

a) *Infection sans effets, ou avortée.*

Tous les jours, le cathétérisme aseptique conduit dans la vessie les micro-organismes de l'urèthre normal ou pathologique ; il s'en faut cependant que tout cathétérisme soit suivi d'infection vésicale. Ces échecs de l'infection peuvent être attribués à deux ordres de causes, les qualités de l'agent infectieux, les qualités du terrain ; toutes deux essentiellement variables.

On sait combien est diverse, suivant les sujets, la flore uréthrale, riche chez l'un, pauvre chez l'autre ; ici composée d'organismes pathogènes, là, de simples saprophytes inoffensifs. L'inoculation par le cathétérisme pourra donc être suivie d'infection vésicale chez l'un et non chez l'autre.

Même si le cathétérisme introduit dans la vessie des germes pathogènes, l'infection n'est pas nécessaire. Une vessie saine peut s'en débarrasser avant qu'ils aient eu le temps d'exercer leur action : une vessie pathologique, en état de rétention, leur fournit au contraire un terrain de culture favorable et s'infecte.

Dès le premier pas nous nous trouvons donc ici en présence de ces conditions adjuvantes qui créent la réceptivité à l'infection : nous aurons plus loin à en faire l'étude d'ensemble.

b.) *Infection du contenu vésical seul: Bactériurie.*

Le microbe a réussi à s'implanter dans l'urine de la vessie : il y cultive, s'y multiplie ; l'infection est constituée. Son premier effet est l'altération de l'urine, en dehors même de toute altération de la paroi.

L'urine infectée est modifiée dans ses caractères physiques et chimiques, très diversement, et ces modifications sont loin de nous être toutes connues.

L'urine devient trouble, et ce trouble plus ou moins prononcé, est un louche uniforme d'une opalescence scintillante particulière. C'est l'aspect d'une culture bactérienne sur urine où sur bouillon. Ce trouble ne disparaît pas par la simple sédimentation : la centrifugation même, tout en fournissant un dépôt léger n'arrive pas toujours à éclaircir complètement l'urine. Sur papier, le liquide filtre louche : la filtration sur porcelaine seule l'éclaircit.

Les réactifs usuels, chaleur, acides, sont sans action sur le trouble urinaire.

La coloration de l'urine est généralement modifiée comme sa transparence ; elle pâlit, et de jaune ambré devient jaune paille, presqu'incolore, avec reflets verdâtres.

L'odeur est devenue fade, nauséeuse ; ou forte, ammoniacale, putride.

La consistance n'est que peu modifiée : l'urine devient exceptionnellement visqueuse et filante.

Les modifications chimiques les plus appréciables portent sur la réaction ; elles doivent être étudiées sur l'urine fraîche, à l'émission, par les procédés ordinaires, en tenant compte des causes d'erreurs : variations de réaction dues au régime ou aux médicaments.

L'urine microbienne garde souvent, dans la vessie, sa réaction acide normale. L'acidité est souvent diminuée ; elle peut disparaître jusqu'à la neutralité ; elle peut être remplacée par une réaction alcaline, franchement ammoniacale.

Dans ce cas, des sels normalement dissous dans l'urine acide se précipitent, et se joignent aux micro-organismes pour constituer un sédiment salin lourd, abondant, facilement rassemblé par la sédimentation simple ou la centrifugation.

Ces diverses modifications sont fonction des microorganismes, qui vivent aux dépens des composants de l'urine et les altèrent. Telle espèce cultive dans l'urine sans altérer sa réaction acide. Telle autre détermine rapidement une intense fermentation ammoniacale.

A côté de cette fermentation ammoniacale de l'urée, qui seule nous est aujourd'hui bien connue, il en existe probablement d'autres portant sur les diverses substances organiques dissoutes dans l'urine, et que la chimie ne nous a pas encore appris à reconnaître.

Quand l'urine vésicale est infectée seule, sans qu'il existe de lésions inflammatoires concomitantes de la paroi, on dit qu'il y a *bactériurie*.

Ce terme, employé d'abord par Roberts (1), adopté par

(1) Roberts. — Congrès de Londres, 1881 et *British med. Journ.*, 1881, p. 623.

Ultzmann (1), Runeberg (2), Schottelius et Reinhold (3), est aujourd'hui d'un usage courant et son sens est nettement défini.

La bactériurie est en quelque sorte le degré inférieur, le premier stade de l'infection vésicale. Elle est caractérisée par l'absence de lésions pariétales et la composition du dépôt urinaire : celui-ci est exclusivement formé par les microorganismes auxquels s'ajoutent, en cas de fermentation ammoniacale, les sels précipités. Si, à ce dépôt caractéristique se joignent quelques éléments histologiques, cellules épithéliales, hématies, leucocytes, c'est toujours en nombre très faible : ils restent en proportion insignifiante vis-à-vis des microorganismes qui constituent la masse du sédiment. Krogius (4) dans ses publications successives, Melchior dans son livre, Rovsing dans son second mémoire, Hogge, Schlifka ont contribué par leurs observations à fixer les caractères de la bactériurie.

Dans quels cas, et pourquoi, l'infection vésicale s'arrête-t-elle à ce stade ?

On peut concevoir une infection par des micro-organismes capables de cultiver dans l'urine, et dénués cependant de pouvoir pathogène sur les tissus.

Mais les espèces pathogènes les mieux reconnues peuvent borner leur action à l'urine et causer la bactériurie simple.

Il est logique d'admettre, dans ces circonstances, une atténuation de leur virulence, ou d'invoquer les qualités variables du terrain.

La composition de l'urine, l'état antérieur des tissus, ne peuvent-ils modifier l'aptitude à la réceptivité ?

Les causes adjuvantes, enfin, jouent encore ici très pro-

(1) Ultzmann-Brik. — Vorles. u. d. Krank. d. Harnorgane, 1888, H. I.

(2) Runeberg. — Soc. des méd. finlandais, 1891, 18 avril.

(3) Schottelius et Reinhold. — Ueb. Bacteriurie. — *Centr. f. klin. Med.*, 1886.

(4) Krogius. — Sur la bactériurie. *Ann. gén. ur.*, mars 1894, p. 196.

bablement leur rôle. Telle infection se limite d'abord au stade bactériurie, qui, sous l'influence de la rétention ou du traumatisme, devient ultérieurement cystite.

La cystite, inversement, peut guérir, en laissant après elle une bactériurie durable.

Ces considérations, rapprochées de ce que nous avons dit plus haut sur la présence des éléments histologiques dans le sédiment, montrent suffisamment combien est incertaine la limite qui sépare la bactériurie des cystites légères.

Des cas identiques sont classés par les auteurs, tantôt dans les bactériuries, tantôt dans les cystites, suivant leurs préférences ou les besoins de leur cause : la fréquence avec laquelle la bactériurie est signalée dans les divers travaux est extrêmement variable.

Parmi les agents des infections vésicales, il n'en est pas d'exclusifs à la bactériurie, d'exclusifs à la cystite. La même espèce microbienne peut, dans des cas différents, produire l'une ou l'autre.

Une espèce microbienne, cependant, a été rencontrée presque constamment dans la bactériurie. C'est le bactérium coli dont on sait les extrêmes variations de virulence. C'est ici l'agent prédominant, et de beaucoup, comme l'ont établi Krogius, Rovsing, Melchior. Dans la bactériurie coli-bacillaire, l'urine reste acide.

D'autres espèces microbiennes, microcoques, streptocoques, staphylocoques, ont été rencontrés comme agents exceptionnels de bactériurie par Roberts, Hogge et Hallé.

C. *Infection avec lésions pariétales : Cystites.*

Quand, sous l'action des micro-organismes pathogènes, la paroi vésicale réagit, et présente les modifications cellulaires et vasculaires qui caractérisent l'inflammation, l'infection vésicale est complète : c'est la cystite.

Exceptionnellement, nous l'avons vu plus haut, l'infection peut être primitivement pariétale et interstitielle : les micro-organismes apportés dans les capillaires par le mécanisme de l'embolie, déterminent d'abord des lésions localisées, auxquelles succède ultérieurement l'infection de l'urine et de toute la muqueuse.

Dans l'immense majorité des cas, le processus pathogénique est précisément inverse. Les micro-organismes pénètrent directement dans la vessie par ses orifices, et cultivent d'abord dans l'urine ; puis, la muqueuse vésicale réagit, est envahie à son tour par les germes pathogènes ; elle s'enflamme, en un mot, et la cystite est constituée. Tantôt, ces deux actes successifs du processus pathologique sont séparés par un intervalle appréciable, et la bactériurie précède la cystite. Tantôt, ils sont presque simultanés, et, dès la pullulation des micro-organismes dans l'urine, la cystite éclate avec ses lésions et ses symptômes au complet.

Par quel mécanisme intime les micro-organismes cultivant dans l'urine vésicale pénètrent-ils dans la paroi pour produire la cystite ? Est-ce en vertu de leurs propriétés pathogènes propres, qu'ils traversent l'épithélium protecteur normal, pour envahir la muqueuse ? Le contact de l'urine microbienne, modifiée dans sa constitution chimique, chargée de toxines par la culture, peut-il jouer ici un rôle, et faciliter l'invasion microbienne ? Il est logique de l'admettre. Sous l'influence de l'urine septique qui le baigne, l'épithélium vésical peut perdre de sa vitalité et de sa résistance normale, et se laisser plus aisément pénétrer par les micro-organismes.

Il est du moins une variété d'urine microbienne à laquelle tous reconnaissent, d'un commun accord, ce pouvoir nocif : c'est l'urine ammoniacale. Dans la fermentation ammoniacale, les propriétés irritantes de l'urine sont accusées depuis longtemps de favoriser l'action des microbes sur les tissus et d'aggraver les lésions. On a même été plus loin, et Rovsing a fait, autrefois, de la fermentation ammoniacale, la condition presque constante du développement de la cystite. Nous savons aujourd'hui que cette conception exclusive est erronée, et les cystites à urines acides ne se comptent plus.

Mais, en dehors même de la fermentation ammoniacale, nous pensons qu'il faut faire jouer un rôle, dans la pathogénie de la cystite, au contact de l'urine microbienne altérée : des lésions épithéliales primitives peuvent en résulter, et favoriser l'invasion microbienne.

Des recherches expérimentales seraient nécessaires pour confirmer ou infirmer cette hypothèse.

Quoi qu'il en soit de cette théorie pathogénique, la cystite est essentiellement caractérisée par les lésions inflammatoires de la paroi qui s'ajoutent à l'infection de l'urine vésicale.

Ces lésions réactionnelles infectieuses s'observent à des degrés très divers de profondeur et de gravité. Sans entrer dans la description détaillée des formes anatomo-pathologiques de la cystite, nous devons chercher, du moins, à caractériser brièvement les principaux stades du processus inflammatoire.

Les lésions sont d'abord toutes superficielles et presqu'exclusivement épithéliales.

Tuméfaction et désagrégation des cellules épithéliales entre lesquelles pénètrent les microorganismes ; desquamation des couches superficielles et prolifération des couches profondes ; congestion et stase dans les réseaux capillaires de la muqueuse, avec début de diapédèse, telles sont les altérations propres au stade initial ou léger des cystites. Toutes semblent débuter ainsi ; quelques-unes ne dépassent pas ce degré, restent superficielles et passagères, rapidement suivies de restitutio ad integrum.

L'urine contient alors, outre les microorganismes, un sédiment histologique formé de cellules épithéliales desquamées, diversement altérées, avec une faible proportion de leucocytes, toujours inférieurs en nombre aux éléments épithéliaux.

Ce premier stade pourrait être utilement distingué sous le nom de cystite *superficielle*, *épithéliale* ou *catarrhale*, si ce dernier terme n'avait été employé déjà par Rovsing dans une acception particulière.

A un degré plus avancé, la suppuration s'établit. Les microorganismes ont traversé la couche épithéliale, partiellement détruite : ils envahissent le derme muqueux et le tissu sous-muqueux pour y déterminer des lésions de diapédèse intense.

Les leucocytes traversent les restes épithéliaux pour tomber en abondance dans le contenu vésical. Ils sont, avec les microorganismes, l'élément caractéristique du dépôt purulent, dont ils constituent la presque totalité. On les rencontre avec leur forme et leurs réactions normales dans les urines acides, altérés jusqu'à être méconnaissables, mêlés aux sédiments salins, dans les urines ammoniacales.

Les cellules épithéliales ne figurent plus dans le dépôt que comme éléments accessoires par rapport aux leucocytes. Des hématies plus ou moins abondantes provenant de la rupture des capillaires dénudés et thrombosés, se mêlent au sédiment pour lui donner une teinte rosée, ou hématique franche.

C'est la forme banale de la cystite : on peut lui appliquer l'épithète de *purulente*, pour la distinguer de la forme catarrhale qui la précède, et des lésions plus profondes et plus graves qui peuvent la suivre.

Quand l'inflammation dépasse la muqueuse pour s'étendre à toute l'épaisseur de la paroi musculaire, la cystite peut être dite *interstitielle* ou *totale*. Si elle aboutit à des foyers de suppuration sous-muqueux ou intra-musculaires, elle prend le nom de cystite *phlegmoneuse*. Il y a *péricystite* quand le tissu conjonctif périvésical et le péritoine participent à l'inflammation.

Dans ses formes anciennes et profondes, l'infection peut donner naissance à des lésions spéciales de la muqueuse, les unes productives, les autres destructives.

Parmi les premières, il faut ranger les végétations inflammatoires embryo-vasculaires, qui naissent par prolifération de la surface du derme, infiltré et dénudé de son épithélium, *cystite végétante* ; et ces modifications curieuses de l'épithélium, au-dessus du derme chroniquement enflammé, les *leucoplasies.*

Les lésions destructives caractérisent les cystites *ulcéreuses* et *gangréneuses*, formes rares d'ailleurs.

Entre ces deux catégories de lésions, se placent les cystites *pseudo-membraneuses*, qui participent de l'un et de l'autre processus; leur lésion essentielle est une nécrose superficielle de la muqueuse, consécutive à une exsudation inflammatoire intradermique abondante et étendue.

Cette simple énumération des formes anatomo-pathologiques de la cystite, à l'état aigu, subaigu ou chronique, suffit pour montrer combien peuvent être divers et variables, les résultats des infections vésicales.

Il nous faut aborder enfin, dans son ensemble, une question capitale de pathogénie que nous avons rencontrée à chaque pas, au cours de cette étude.

Quelles sont les conditions diverses qui font varier, dans des limites aussi étendues, les résultats de l'infection vésicale ?

Ici, l'inoculation microbienne n'est suivie d'aucun effet ; là, elle donne lieu à la simple bactériurie ; ailleurs encore, elle provoque la cystite, tantôt légère, passagère et superficielle, tantôt grave, tenace et profonde.

Les deux facteurs qui font varier ainsi les résultats de l'infection sont, d'une part, les qualités de l'agent pathogène, d'autre part, les qualités du terrain, créées par les circonstances adjuvantes.

Tout d'abord, la quantité de l'inoculation et sa durée ne sont pas des éléments négligeables. Une inoculation minime aura moins de chances de provoquer l'infection qu'une inoculation massive. L'invasion microbienne accidentelle et momentanée qui suit le cathétérisme, par exemple, sera moins nécessairement efficace que l'apport continu et prolongé de l'agent pathogène, tel qu'il se trouve réalisé dans les infections d'origine rénale.

Les divers agents de l'infection vésicale n'ont pas le même pouvoir pathogène, et chacun d'eux peut se présenter à des degrés variables de virulence.

L'observation et l'expérimentation surtout nous ont fourni déjà, sur ce sujet, des données intéressantes ; et nous pouvons tenter de comparer, au point de vue de leur pouvoir pathogène et de leurs effets, les principaux agents de l'infection vésicale.

Le *coli-bacille* est celui dont la virulence est le plus variable. Très souvent, il infecte l'appareil urinaire sans produire de lésions pariétales : c'est l'agent ordinaire de la bactériurie. Souvent, il provoque la cystite légère, passagère et facilement curable : il peut encore, à lui seul, créer et entretenir des cystites profondes et durables.

En tout cas, l'urine infectée par le seul coli-bacille, garde la réaction acide.

Les résultats de l'expérimentation sont d'accord avec ces données cliniques. L'inoculation simple de la culture du coli-bacille dans la vessie de l'animal, reste presque toujours sans effets : l'inoculation suivie de ligature provoque une cystite le plus souvent passagère et spontanément curable. L'inflammation cependant peut être intense et durable.

Après 60 heures de cystite coli-bacillaire expérimentale, voici les lésions relevées par Bastianelli : La rougeur et la vascularisation sont étendues à toute la muqueuse ; l'épithélium est en desquamation superficielle : ses cellules profondes sont tuméfiées, en voie de kariokynèse, séparées par des leucocytes. Le derme est infiltré de petites cellules et d'un exsudat inflammatoire abondant qui s'étend à travers la couche musculaire jusqu'à la couche sous-séreuse, dont les vaisseaux sont largement dilatés ; les micro-organismes siègent en grand nombre à la surface de l'épithélium, et dans ses couches superficielles.

Les *staphylocoques pyogènes*, qui produisent la fermentation ammoniacale, provoquent souvent une cystite intense, profonde, avec abondante suppuration.

Chez l'animal, la cystite expérimentale à staphylocoques, par injection et ligature, est grave, et peut entraîner la mort.

Dans un cas de ce genre, Bastianelli a constaté une hyperhémie intense de la muqueuse allant jusqu'à l'hémorrhagie ; la desquamation épithéliale, complète par places, avec de petites ulcérations superficielles. La paroi vésicale dans toute son épaisseur est infiltrée de nappes de leucocytes qui s'étendent jusqu'à la séreuse. C'est une véritable cystite interstitielle et phlegmoneuse compliquée de péricystite. Les microorganismes, très abondants à la surface, au niveau des exulcérations dermiques, se retrouvent en amas volumineux dans le tissu sous-séreux.

Le *Proteus de Hauser* se distingue, entre tous les agents de l'infection vésicale, par la gravité des lésions qu'il produit. On ne l'a jamais rencontré comme agent de la bactériurie simple. La cystite à Proteus, généralement violente, se complique souvent d'accidents infectieux généraux.

L'inoculation simple suffit à produire la cystite chez l'animal, sans l'aide de la rétention. Cette cystite expérimentale, caractérisée par des lésions nécrotiques profondes et des ulcérations de la muqueuse, est le plus souvent suivie de mort par infection générale.

Si nous ignorons les caractères cliniques habituels de la cystite provoquée par le *gonocoque de Neisser*, nous savons du moins, par les recherches anatomo-pathologiques de Wertheim et Lindolm, qu'elle peut être profonde et tenace ; ces auteurs ont constaté la pénétration du gonocoque dans le tissu sous-épithélial, dans le tissu sous-muqueux, dans les capillaires et les veinules du derme.

Ces quelques données, bien que sommaires, nous montrent du moins la part qu'il faut attribuer, dans les variantes de l'infection vésicale, au génie propre, au pouvoir pathogène du microbe.

Autant, et plus encore peut-être que la nature et la virulence de l'agent pathogène, les circonstances adjuvantes qui créent la réceptivité et l'entretiennent, gouvernent les modes de l'infection vésicale.

L'observation clinique a, depuis longtemps, établi leur importance, sur laquelle Guyon a particulièrement insisté. L'expérimentation bactériologique est venue la confirmer de tous points et prouver leur mode d'action.

Leur intervention est presque toujours nécessaire à la naissance et au développement de l'infection.

La rétention est, de toutes les causes adjuvantes, la plus certainement active, ainsi que l'a démontré Guyon (1). Une vessie saine, normalement contractile, qui se vide complètement et régulièrement de son contenu par des contractions énergiques, oppose une sérieuse résistance à l'infection ; elle se débarrasse promptement des germes qui l'ont envahie.

Au contraire, la vessie en état de rétention complète ou incomplète est un terrain tout préparé pour l'infection. La stagnation permet la culture, et le microbe, devenu l'hôte définitif de la vessie, peut y exercer à l'aise son pouvoir pathogène.

Il est inutile d'insister longuement sur ce point, solidement établi par l'observation et l'expérience. Ici tous les expérimentateurs, d'accord avec les cliniciens, sont arrivés aux mêmes conclusions.

Pour la plupart des organismes infectieux, il faut ajouter, à l'inoculation expérimentale dans la vessie, une rétention par ligature temporaire, pour que la cystite apparaisse.

Un seul microorganisme fait exception à cette loi expé-

(1) Guyon. — Note sur la réceptivité de l'appareil urin. à l'invasion microbienne. *C. R. de l'Acad. des sciences*, 29 avril 1889.

rimentale : Krogius, Melchior, Schnitzler, Bastianelli ont montré que le Proteus, injecté dans la vessie, peut produire la cystite par son pouvoir pathogène propre, sans qu'il soit nécessaire d'adjoindre la rétention par ligature.

Barlow est le seul, parmi les expérimentateurs, qui ait obtenu le même résultat avec le coli-bacille, en employant des doses massives.

Le traumatisme est le second adjuvant de l'inoculation. Un cathétérisme, une manœuvre instrumentale, une simple contusion même, en dissociant ou détruisant l'épithélium, en ouvrant des vaisseaux, ouvrent en même temps la porte à l'invasion microbienne. Là, ou l'inoculation expérimentale simple reste inefficace, l'inoculation accompagnée d'un traumatisme de la muqueuse provoque l'infection.

C'est en partie, du moins, par l'intermédiaire de petites lésions superficielles et répétées de la muqueuse, que les corps étrangers et les calculs favorisent l'infection vésicale.

La congestion, enfin, est une cause adjuvante certaine et fréquente de la réceptivité. Une muqueuse tuméfiée et vascularisée, dont l'épithélium a perdu peut-être sa régularité et sa résistance normales, offre un terrain favorable à l'implantation microbienne. C'est par l'intermédiaire de la congestion qu'agissent une foule de circonstances, depuis longtemps signalées dans l'étiologie des cystites. Le refroidissement, la constipation, les poussées hémorrhoïdales, la longue station assise, la retenue prolongée de l'urine sont des causes banales qui entraînent avec elles la congestion vésicale, et peuvent favoriser l'infection. Dans la rétention, ainsi que l'ont démontré Guyon et Albarran (1), la congestion concomitante ajoute son action à celle de la stagnation de l'urine.

C'est encore à la congestion, autant peut-être qu'à des lésions épithéliales superficielles, qu'il faut rattacher l'in-

(1) Guyon et Albarran. — Anat. et phys. pathol. de la rétention d'urine. *Arch. méd. exp.*, 1890.

fluence nocive de certaines substances alimentaires ou médicamenteuses éliminées par les urines.

L'action des cantharides, qui détermine un état congestif et subinflammatoire de la muqueuse, allant jusqu'à la rupture vasculaire ; celle des topiques irritants portés directement sur la muqueuse vésicale, participent à la fois de la congestion et du traumatisme.

Dans la marche et l'évolution de l'infection, nous retrouvons encore l'action des deux facteurs, qualité du microbe, et qualité du terrain.

Au cours de la cystite, des exacerbations peuvent dépendre, d'une part, de l'exaltation de virulence du microbe ; d'autre part, et surtout, de l'intervention accidentelle des circonstances adjuvantes, rétention, traumatisme et congestion.

Inversement, l'atténuation graduelle de la maladie, la guérison spontanée, en dehors de toute action thérapeutique, sont le résultat, soit de l'atténuation de virulence de l'agent pathogène, soit de la suppression des causes adjuvantes de l'infection.

Diagnostic, pronostic, traitement.

Le diagnostic, le pronostic et le traitement des infections vésicales ne peuvent être ici étudiés en détail ; envisagés dans leur ensemble, ils prêtent à quelques considérations générales.

Le diagnostic d'une infection vésicale repose essentiellement sur l'analyse histo-bactériologique complète de l'urine infectée. Cette analyse permet de distinguer la bactériurie de la cystite, et de caractériser chacune des formes de l'infection par son agent ou ses agents pathogènes. L'étude des éléments histologiques du sédiment fournit d'utiles renseignements sur le degré et la profondeur des lésions. Ici, d'ailleurs, les notions générales de pathogénie trouvent leur application directe : suivant l'étiologie, les conditions d'apparition de la cystite, ses caractères initiaux, le clinicien peut souvent prévoir la nature de l'agent pathogène en cause.

L'infection vésicale existe-t-elle seule, à l'état isolé ? Se complique-t-elle d'infection uréthrale, ou urétéro-rénale? Le problème est souvent difficile à résoudre.

L'étude des urines ne fournit que des données insuffisantes. Et ce n'est pas trop de toutes les ressources de l'exploration clinique, interrogatoire, toucher, palper, cathétérisme, cystoscopie, pour arriver à la solution : encore reste-t-elle parfois incertaine.

Si la nature de l'agent pathogène peut faire prévoir, d'une façon générale, quelle sera la gravité, la marche, la durée d'une cystite, on n'oubliera pas que l'intervention des causes adjuvantes vient modifier, dans de larges limites, l'évolution de l'infection, et le pronostic bactériologique. Les conditions de l'évacuation vésicale, par exemple, sont parmi les éléments les plus importants du pronostic. L'âge, l'état antérieur de la vessie, l'état des reins, ont aussi une influence marquée sur la marche et l'issue des infections vésicales.

A toutes les variétés de l'infection vésicale s'appliquent des préceptes généraux de traitement qui découlent directement des notions de pathogénie que nous avons exposées.

Tarir la source de l'infection doit être la première préoccupation du chirurgien, et l'antisepsie doit viser les microbes du dedans comme ceux du dehors : antisepsie du cathétérisme et de l'urèthre ; antisepsie de l'intestin ou des foyers infectieux localisés, source des agents pathogènes.

Nous devons chercher ensuite, par tous les moyens en notre pouvoir, la destruction des micro-organismes qui infectent l'appareil urinaire. Deux ordres de médication poursuivent ce but : la médication interne ou générale ; la médication locale ou topique.

Par l'ingestion de médicaments antiseptiques, que l'urine élimine, nous pouvons, dans une certaine mesure, réaliser l'antisepsie rénale et vésicale : l'expérimentation a montré que le salol, en particulier, jouit à cet égard de propriétés actives, encore insuffisantes dans la pratique. Les boissons abondantes concourent au même but par l'action mécanique du lavage.

Le plus souvent ici, les ressources médicales sont insuffisantes. Le traitement chirurgical doit alors intervenir. Assurer l'évacuation vésicale pour éviter les effets de la stagnation de l'urine ; porter directement les agents antiseptiques dans la vessie infectée, telles sont les indications principales remplies par le cathétérisme, répété ou permanent, les lavages et les instillations.

En cas d'insuccès de cette thérapeutique usuelle, le but doit être encore poursuivi par l'ouverture et le drainage temporaire de la vessie ; en même temps qu'elle réalise le drainage de la vessie, et assure son repos, la taille permet l'action chirurgicale directe sur la surface infectée.

En terminant ce travail, nous devons insister, une fois encore, sur son caractère incomplet et provisoire. Nous avons cherché seulement à mettre en ordre, et à relier entre eux, des matériaux accumulés en grand nombre déjà, sur une question encore à l'étude. Que restera-t-il des résultats que nous tenons aujourd'hui pour acquis ? Les recherches bactériologiques ultérieures nous révéleront peut-être d'autres agents des infections vésicales, et la part d'action de nos microbes pathogènes actuels sera diminuée d'autant. La clinique et l'expérimentation nous démontreront peut-être la prépondérance d'une des voies d'infection parmi celles que nous reconnaissons aujourd'hui. L'anatomie pathologique, du moins, nous fournira sûrement des éléments différentiels précis entre les diverses formes de la cystite.

Si ce travail, en fixant les points fondamentaux aujourd'hui acquis, en indiquant les points douteux ou obscurs, et les lacunes, sert à provoquer et à guider des recherches ultérieures sur les infections vésicales, il aura rempli son but.

DISCUSSION

M. Bazy (de Paris). —Dans leur rapport, MM. Albarran et Hallé ont bien voulu citer l'un de mes travaux sur les cystites par infection descendante, en l'indiquant par la phrase suivante : « Bazy a rapporté trois observations de cystite auxquelles il reconnaît cette étiologie, observations privées d'ailleurs du double contrôle bactériologique qui leur donnerait force de preuve (le mot « cette étiologie » se rapporte à l'infection de la vessie par voie descendante ou par voie rénale). »

J'ai cherché en vain une paraphase de ces quelques lignes, qui rendaient mal compte de ce travail et aussi l'indication de mes autres travaux sur le même sujet qui l'eussent mieux fait comprendre, mais je n'ai rien trouvé.

J'ai pensé alors que nos honorables collègues avaient été absorbés par la préparation de leur rapport, qui me paraissait avoir été proposé pour leur permettre de répondre aux attaques un peu vives que Rovsing avait dirigées contre leurs travaux dans un long mémoire paru dernièrement dans les *Annales des maladies des organes génito-urinaires* (Septembre 1897 à Mars 1898), et de redresser ce qu'ils considéraient comme les erreurs du chirurgien danois.

Voici les faits :

Dans la séance du 3 avril 1891 du *Congrès français de chirurgie*, je publiais une note intitulée : « *De l'origine infectieuse de certaines formes de cystite.* »

Je débutais ainsi :

« L'étiologie des cystites soit chez l'homme, soit chez la « femme est loin d'être complètement faite. Il reste encore « dans notre esprit beaucoup de vague et beaucoup de « doute. »

Je montrais ensuite que des hommes sans aucun passé uréthral, sans cathétérisme, avaient eu de la cystite, et que cette cystite était survenue à la suite de lésions infectieuses, situées dans un point plus ou moins éloigné de l'organisme.

En terminant je disais : « Quel en est le mécanisme, si tant est que la cystite doive être rattachée aux autres lésions suppuratives ? Si dans un cas on peut, à la rigueur, admettre une lésion ascensionnelle du méat vers la vessie, dans les deux autres cas, il faudrait songer au passage des microorganismes par le filtre rénal, et à l'infection de la vessie par cette urine, devenue irritante par le fait de modifications chimiques sous l'influence de la fièvre, et infectante par le fait de ces microorganismes. » Il me semble donc avoir alors clairement établi le mécanisme de la cystite par infection descendante.

J'y reviens à deux reprises différentes (*Bulletins et Mémoires de la Société de chirurgie*, 1891, p. 489, et *Annales des maladies des organes génito-urinaires*, 1891, p. 551) ; je disais que l'on pouvait expliquer, de cette façon, l'infection de la vessie chez des prostatiques stagnationistes, n'ayant jamais été sondés et chez les calculeux.

En 1893, je revins encore sur ce sujet en donnant à mon travail le titre suivant : « Des cystites par infection descendante. » (*Annales des mal. des org. gen. urinaires*, p. 815.)

Déjà la théorie avait fait son chemin et à partir de ce moment je jugeai inutile de publier d'autres cas. Dans un service aussi important que le mien, on peut en voir très fréquemment : je me contente de les signaler à mes élèves.

J'ai en outre publié : à la *Société de biologie*, 12 mars 1892, un mémoire sur les cystites expérimentales par injection intra-veineuse de cultures de coli-bacille, où je pensais avoir démontré qu'on pouvait déterminer une cystite seule, sans lésion des reins, au moyen de cette injection, et avec une rétention d'urine de six heures seulement.

Vous me pardonnerez, je l'espère, ces citations : elles étaient nécessaires pour rétablir les faits. Voilà donc l'exposé de mes travaux sur la question. Or, les rapporteurs n'en prennent qu'un et dans un mémoire qui a trois pages de texte, ils prennent, non l'idée dont le développement occupe deux pages et demie, mais les observations qui sont contenues dans une demi-page ; car ils s'expriment ainsi : « Bazy a rapporté trois observations de cystite auxquelles il reconnaît cette étiologie. »

Pour reconnaître, il faut connaître. Or j'ai eu beau chercher dans mes lectures, j'ai eu beau lire avec le plus grand soin le rapport de MM. Albarran et Hallé, je n'ai absolument rien trouvé où j'ai pu reconnaître l'exposé de ma théorie. Je ne puis croire cependant qu'ils n'aient étudié complètement la question. J'y vois bien les faits signalés par Rovsing en 1889, mais ce sont des faits de cystite « néphritide », c'est-à-dire consécutifs à la néphrite et par conséquent connus depuis longtemps et signalés par les plus anciens auteurs. Les miens sont des faits de cystite par infection descendante *sans lésions des reins*, ce qui est tout différent.

Donc, si je n'ai pas connu, je ne pouvais reconnaître. Bien plus : c'est à la cystite et non, comme le disent les rapporteurs, aux observations que j'aurais dû reconnaître cette étiologie de l'infection descendante. Il y a là une erreur qui vaut la peine d'être relevée.

J'aurais aussi été heureux de voir les rapporteurs rendre mieux justice aux travaux de leurs compatriotes. Or, s'ils citent largement les travaux des pays voisins, donnant ainsi un utile exemple à quelques étrangers, ils oublient peut-être un peu les travaux français qu'ils n'ont pas fait eux-mêmes, et à ce sujet je me permettrai de leur faire remarquer que j'ai publié, dans les *Archives de médecine expérimentale*, 1er Juillet 1894, des expériences sur le lapin, où j'ai pu dé terminer de la cystite et une infection généralisée par injection dans la vessie sans rétention (au delà de trois heures) de culture du pneumocoque.

Ce sont des faits qui pourraient être utilement ajoutés à ceux qui sont cités dans le rapport à propos du Proteus. J'ai pensé, et ils m'en sauront gré, devoir encore à ce sujet compléter leur rapport.

Reprenant maintenant la phrase de leur travail qui est le point de départ de ce complément de rapport, je lis : « Observations privées d'ailleurs du double contrôle bactériologique qui leur donnerait force de preuve. »

Eh bien ! je le demande en toute bonne foi à tous et même aux rapporteurs : avions-nous besoin de la connaissance du gonocoque de Neisser pour qualifier de blennorrhagique une orchite, une cystite, une arthrite ? Serons-nous empêchés de qualifier de blennorrhagique une arthrite, parce que nous n'aurons pas trouvé dedans le gonocoque ? Mais nous savons tous qu'on l'y trouve rarement.

Je vois un jeune homme qui a une suppuration bronchique fétide, et qui, après une violente douleur par effort qu'il ressent dans la région rénale gauche, fait un abcès périnéphrétique. Pensez-vous que je ne vais pas rapporter cet abcès à une fixation dans la loge périnéphrétique des microbes venus de la poitrine. Qu'ajoutera à nos notions la constatation de microbes semblables dans les deux foyers ? Plus de certitude ? Non, plus de précision ? ce n'est pas sûr ?

Et d'ailleurs, qu'auraient gagné mes observations à la constatation du coli-bacille, par exemple, dans les deux foyers éloignés, puisqu'on en trouve partout ?

Je pourrais puiser dans la pathologie générale des exemples, qui sûrement rendraient les auteurs du rapport moins sévères à l'égard de mes observations.

Bien plus, si MM. Albaran et Hallé avaient considéré la déchéance d'un microbe qu'ils décrivaient comme nouveau sous le nom de bacterium pyogenes et qui, forcé par l'évidence, a dû s'identifier d'abord avec la bactérie septique de Clado, puis avec un microbe décrit par M. Bouchard neuf ans auparavant, et qui, depuis, a dû se contenter de n'être que le vulgaire coli-bacille qui défraye depuis longtemps déjà la chronique bactériologique ; s'ils avaient en outre songé au discrédit dans lequel est tombé le susdit bacille qui, après avoir été l'Agent (avec un grand A) de l'Infection urinaire (avec un grand I) a été réduit à n'être qu'un des nombreux agents des infections urinaires, s'ils avaient pensé un seul instant à tout cela, ils auraient sûrement eu moins de dédain pour une idée qui s'appuyait sur les données *vraiment scientifiques* de l'observation et de l'expérimentation, et non sur les résultats d'examens bactériologiques dont ils se sont chargés de démontrer eux-mêmes par leurs travaux l'incertitude et l'inanité.

M. Hallé. — M. Bazy nous reproche deux choses: D'abord, de n'avoir pas cité tous ses travaux ; ensuite, de ne pas les avoir appréciés à leur juste valeur, en lui refusant la découverte de l'infection vésicale, par la voie descendante ou rénale.

Sur le premier point, il a raison : nous n'avons pas cité tous ses travaux.

Nous avons omis ses expériences sur la cystite expérimentale à pneumocoque ; les voici:

Dans un travail publié en 1894, dans les *Archives de médecine expérimentale*, et intitulé : « De l'Absorption par les voies urinaires », M. Bazy écrit, page 534 : « Sur 6 lapins, dans la vessie desquels j'ai injecté la culture du pneumocoque, 5 sont morts, et si le sixième a survécu, c'est que la culture devait être atténuée. » De cystite, il n'est point question ; le mot n'est même pas écrit dans cette partie du travail.

Nous avons laissé de côté, encore, sa note de 1892 (Société de Biologie, 12 mars, p. 225), sur les « Cystites expérimentales par injection intra-veineuse de culture du coli-bacille ».

Dans 6 expériences, sur le chien et le lapin, M. Bazy injecte la culture du coli-bacille dans les veines. Il constate le passage constant du microorganisme dans les urines ; il lie la verge, et obtient la cystite.

Ces expériences sont la répétition des expériences antérieures, plus nombreuses, faites par Rovsing, dès 1889, pour établir la doctrine de l'infection vésicale descendante.

Rovsing (1) injecte dans les veines du lapin des microorganismes divers : aureus, cocco-bacillus pyogenes, micrococcus pyogenes flavus, bacille pyocyanique ; il constate leur passage constant dans les urines ; il lie la verge et obtient constamment la cystite. Dans quelques cas même, elle s'établit spontanément, sans ligature.

Nous ajoutons ici bien volontiers l'indication et l'analyse des deux travaux de M. Bazy, avec cette simple remarque : si tous les auteurs avaient les mêmes exigences bibliographiques, la rédaction d'un rapport, besogne déjà ingrate, deviendrait matériellement impossible.

Passons au second grief de M. Bazy.

Ici, nous ne pouvons être de son avis ; nous ne pouvons croire, avec lui, qu'il ait, le premier, clairement exposé la théorie de l'infection vésicale descendante, par la voie rénale.

Il a bien publié, sur cette question, de 1891 à 1893, et sous des titres divers, quatre articles qui se répètent : En indiquant les deux plus importants, l'un de 1891, l'autre de 1893, nous sommes sûrs d'avoir mis le lecteur bien à même d'apprécier ce qui revient à M. Bazy.

Les faits sur lesquels s'appuie M. Bazy sont 5 observations de cystite, en apparence spontanée ; les voici :

Dans un cas, regardé, par M. Bazy lui-même, comme

(1) Die Blasenentzündungen, p. 83 et suivantes.

« plus obscur », un homme atteint de phimosis avec adhérences, dont le méat est souvent souillé par des suppurations sous-préputiales passagères, est pris, sans cause connue, de cystite du col.

Dans un autre, le malade qui n'avait jamais toussé, dit tousser depuis un mois environ, avant l'invasion de la cystite.

On nous pardonnera, sans doute, de n'avoir pas tenu compte de ces deux cas, dont l'étiologie est vraiment discutable.

Restent les 3 observations que nous avons mentionnées.

Dans la première, la cystite est apparue quelques jours après un abcès dentaire.

Dans la seconde, où l'urine contenait des bactéries de forme variable, et des staphylocoques dorés, le malade avait eu, « quelques jours avant l'apparition de la cystite, des maux de gorge assez violents et assez persistants : la maladie infectieuse antérieure était trouvée ».

Dans la dernière, un homme atteint de rétention d'urine et de cystite, « n'était pas très bien portant depuis un mois environ : il avait des troubles digestifs, il avait vomi à plusieurs reprises, il avait de la diarrhée. Evidemment c'étaient là les causes de sa cystite ». L'urine, cultivée à deux reprises, a donné du staphylocoque pur.

Ces matériaux cliniques sont encadrés par quelques pages de texte, qui n'ajoutent rien à la valeur démonstrative des observations.

En substance, M. Bazy pense que, dans tous ces cas, l'infection vésicale s'est établie par la voie descendante ou rénale : il pense qu'on peut expliquer de même l'infection de la vessie chez les individus atteints de stagnation urinaire, chez ceux qui sont porteurs de calculs vésicaux ou rénaux, et qui n'ont pas été sondés.

Ce sont là des opinions : c'est une théorie générale, que nous regardons, avec M. Bazy, et beaucoup d'autres, comme très vraisemblable ; elle serait mal établie, si elle n'avait à son actif que les faits relatés par M. Bazy, et dont aucun n'a force de preuve.

Il faut aujourd'hui, quand il s'agit de pathologie microbienne, pour établir une théorie pathogénique, d'autres matériaux scientifiques. Un seul cas, confirmé par le double examen bactériologique concordant, de la source infectieuse primitive, et de l'urine secondairement infectée, vaudrait plus, à lui seul : on ne le trouve pas dans les travaux de M. Bazy.

M. Bazy, il est vrai, pense autrement : il a pris soin de nous le dire. Pour lui, dans les maladies infectieuses, la connaissance et la constatation du microorganisme sont choses d'importance secondaire ; il croit à l'incertitude, et même à l'inanité des examens bactériologiques. C'est encore une opinion personnelle, que nous ne saurions partager.

L'absence de lésions rénales, invoquée aujourd'hui par M. Bazy, comme le trait original et caractéristique de ses observations, ne ressort clairement d'aucune d'elles.

On ne trouve, dans ses travaux, ni analyse chimique, ni analyse histologique d'urine, ni vérification anatomique, à l'appui de la théorie de l'intégrité des reins.

Le rein est-il demeuré complètement sain, a-t-il été lésé à quelque degré, lors du passage des microorganismes ? Où commence et où finit la néphrite ? Cela est souvent difficile à décider, en clinique. Et ce ne sont pas les observations de M. Bazy qui peuvent trancher la question controversée de l'état anatomique des reins, qui permet l'élimination microbienne.

D'ailleurs, la présence ou l'absence des lésions rénales change-t-elle quelque chose au mécanisme essentiel de l'infection vésicale par la voie descendante ?

Qu'on relise, après les quatre articles de M. Bazy, la littérature antérieure, chargée de faits précis et d'expériences, qui a trait à l'élimination des microorganismes par les reins, sains ou malades, au cours des maladies infectieuses ; qu'on relise les 20 pages, de 75 à 95, que Rovsing, en 1889, consacre à l'étude des infections vésicales par la voie descendante ou rénale, et ses 5 observations de cystite « *e nephritide* » ; on se convaincra facilement, avec nous, que la découverte de l'infection vésicale par la voie descendante ou rénale, ne peut être attribuée à M. Bazy.

Des rapporteurs, désignés pour mettre une question au point, ne peuvent se borner à établir un index bibliographique ; ils doivent faire œuvre de synthèse et de critique. Il leur faut, non seulement lire, analyser, et citer, mais encore, comparer, juger et choisir : ils doivent préférer les faits scientifiquement observés, aux théories discutables.

C'est ainsi, du moins, que nous avons compris notre tâche ; et nous l'avons faite, en toute liberté et impartialité.

M. Albarran.— M. Hallé venant de répondre, au nom des rapporteurs, à la réclamation de M. Bazy concernant ses travaux, je n'ai plus qu'à dire en notre nom commun quelques mots en réponse aux dernières phrases de sa communication. Il ne s'agit là que du coli-bacille et de l'infection urinaire ; notre rapport n'est donc plus en cause et nous pourrions ne pas tenir compte de cette dernière partie de la communication de notre honorable contradicteur. Tout en ne comprenant pas, au point de vue scientifique, les raisons qui ont ici guidé M. Bazy, nous croyons devoir rectifier sur quelques points ses dernières paroles.

M. Bazy nous parle de la « déchéance d'un microbe que nous aurions décrit comme nouveau sous le nom de bactérie pyogène, et qui, forcé par l'évidence, a dû s'identifier avec la bactérie septique de Clado ». Il y a là plusieurs inexactitudes.

M. Bazy n'a qu'à relire notre premier travail (1) et il verra que nous n'avons pas décrit la bactérie pyogène comme un microbe nouveau et que nous l'identifions nous-

(1) Albarran et Hallé. Sur une bactérie pyogène et sur son rôle dans l'infection urinaire. *Acad. de Méd.*, août 1888.

même à la bactérie septique de Clado (page 17). Il trouvera la confirmation de ce fait dans les *Bulletins de la Société Anatomique* de 1888, page 1028, et dans ma thèse (1), (page 10).

En ce qui regarde la « déchéance » de ce microbe, qui est le coli-bacille, je me contenterai de renvoyer M. Bazy à notre rapport pour lui rappeler le rôle que tous les auteurs lui font jouer dans les infections urinaires.

D'autre part, je ferai remarquer que M. Bazy, convaincu lui-même de l'importance de l'infection urinaire coli-bacillaire, a pratiqué des expériences sur la cystite descendante avec ce microbe et que ce sont justement ces expériences qu'il nous reproche de ne pas avoir citées. Comment, après cela, peut-il nous dire aujourd'hui : « Et d'ailleurs, qu'auraient gagné mes observations à la constatation du coli-bacille, par exemple, dans les deux foyers éloignés, puisqu'on en trouve partout? » Il est clair que, si en réalité le coli se trouvait partout, ses expériences n'auraient aucune valeur.

Et n'est-il pas ici en contradiction avec lui-même, puisqu'il écrivait en 1893 : « Cette conviction scientifique s'est encore fortifiée dans mon esprit depuis que les travaux d'Achard et de Renault, de Krogius et de Renault seul ont montré l'influence considérable qu'exerçait le coli-bacille sur la pathologie de l'appareil urinaire? »

Je releverai encore cette phrase de M. Bazy : « Le coli-bacille qui défraye déjà depuis longtemps la chronique bactériologique. » Or, si notre contradicteur veut se donner la peine de lire ce qu'on savait sur le coli-bacille en 1888, lorsque nous écrivions, il verra que ce microbe n'était alors considéré par tous les bactériologistes que comme un saprophyte de l'intestin.

M. Bazy nous dit enfin « que ce bacille, après avoir été considéré comme l'agent de l'infection urinaire, en a été

(1) ALBARRAN. Etude sur le rein des urinaires, février 1889. *Th. de Paris.*

réduit à n'être qu'un des nombreux agents des infections urinaires ». Ici encore il y a une importante erreur et je ferai remarquer :

1° Que dans notre note à l'Académie nous signalons déjà des infections urinaires déterminées par le streptocoque (homme) et par des microcoques (lapin) (page 14) ; dans ce même travail nous démontrons que la bactérie pyogène est douée chez l'homme d'un pouvoir infectieux général, en dehors de toute participation de l'appareil urinaire et cette constatation est faite par nous à une époque où le coli n'était pas encore connu comme un microbe pathogène pour l'homme.

2° Nous reconnaissions si bien l'existence d'infections urinaires multiples que, dans ma thèse, déjà citée, on peut voir étudiées longuement, chez l'homme, au point de vue clinique, anatomo-pathologique et bactériologique, et chez les animaux par l'expérimentation, quatre variétés d'infections déterminées par la bactérie pyogène, le streptocoque pyogène, des staphylocoques et par un bacille liquéfiant ; au total, sur 25 observations, je trouve 10 fois des micro-organismes autres que le coli-bacille.

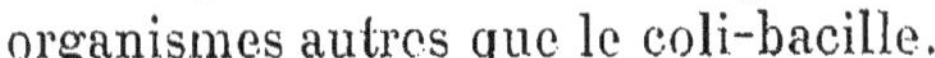

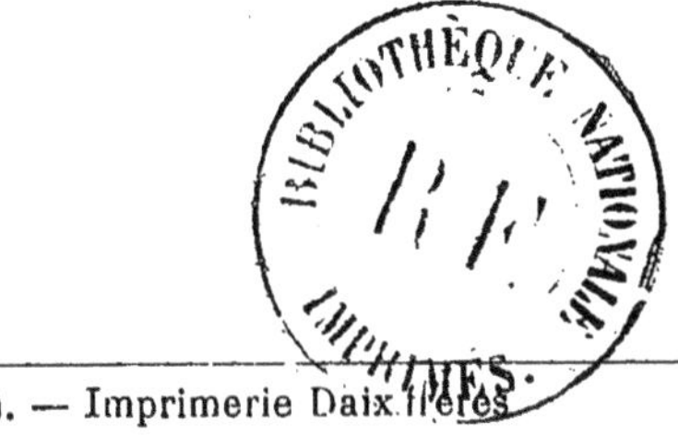

Clermont (Oise). — Imprimerie Daix frères

www.ingramcontent.com/pod-product-compliance
Ingram Content Group UK Ltd.
Pitfield, Milton Keynes, MK11 3LW, UK
UKHW020354180726
13839UKWH00003B/1087

9 782329 127019